はじめに

　最近，歯科衛生士や歯科医師向けに「摂食嚥下障害」の研修会が各地で盛んに開かれています．「講師の先生方のお話がとてもおもしろくて，時間が過ぎるのがあっという間でした」「歯科にこんな世界があるんだって，興味をもちました」とは言うものの，「でも，うちの患者さんにそんな人はいないから，ちょっと他人ごと……」と，参加者からはこんな声が聞こえます．でも，ちょっと待って！　本当に他人ごと？　"診療室に来ている患者さんには関係ない話"なのでしょうか？　──「摂食嚥下障害」というと，ちょっと難しそうに聞こえるかも知れませんが，それでは「口腔機能の低下」といわれたら，どうでしょう？　歯のことばかりに気をとられずに「患者さんの口をみる」「患者さんの全身をみる」という視点をもてば，ちょっとした口腔機能の発達の問題や，口腔機能の低下した患者さんが実は皆さんの診療所にも多く訪れていることに気がつくはずです．

　子育て中のお母さんやお父さんは，わが子が日々成長している姿に驚き，喜んでいます．一方で，ほかのお子さんとの成長の違いや育児書への疑問などで，日々悩んでいたりもします．歯科衛生士がそんな悩みに答えてあげられたら，どれだけ多くの方が安心するでしょうか．また，ほぼすべての人において，70歳を越したあたりから徐々に生活機能は低下していきます．そしてこの生活機能の低下に，口腔の機能が深く関与しています．口腔機能の低下は栄養障害の原因になりますし，なにより「おいしく食事ができない」「楽しくおしゃべりができない」といった状態は，高齢者の行動範囲を狭め，さらなる機能低下を招きます．いつも通ってくれている患者さんに対していつもどおりに対応するなかで，すこし視点を変えるとそんな方がたくさんみえてきます．そこから皆さんのちょっとしたかかわりの変化で，対応もでき，多くの患者さんやそのご家族をサポートすることができるのです．

　特に，歯科診療室から行う子育てのサポートと，介護予防における実践のための入門書として，ぜひ本書をご活用ください．

本書は『月刊デンタルハイジーン別冊 わかる・気づく・対応できる！診療室からはじめる口腔機能へのアプローチ』（2016年発行）を底本に，書籍として発行したものです．	2016年3月 菊谷　武

診療室からはじめる！口腔機能への アプローチ

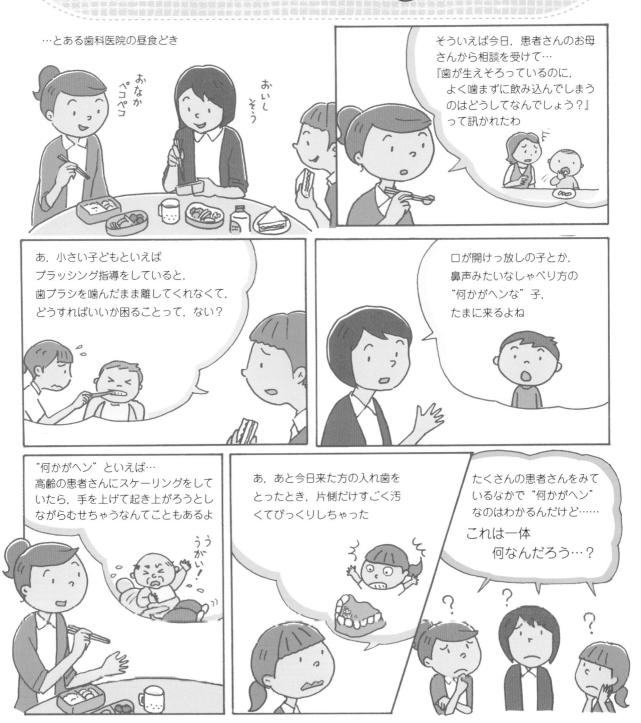

…とある歯科医院の昼食どき

おなかペコペコ

おいしそう

そういえば今日，患者さんのお母さんから相談を受けて…
『歯が生えそろっているのに，よく噛まずに飲み込んでしまうのはどうしてなんでしょう？』って訊かれたわ

あ，小さい子どもといえばブラッシング指導をしていると，歯ブラシを噛んだまま離してくれなくて，どうすればいいか困ることって，ない？

口が開けっ放しの子とか，鼻声みたいなしゃべり方の"何かがヘンな"子，たまに来るよね

"何かがヘン"といえば…
高齢の患者さんにスケーリングをしていたら，手を上げて起き上がろうとしながらむせちゃうなんてこともあるよ

うがい！

あ，あと今日来た方の入れ歯をとったとき，片側だけすごく汚くてびっくりしちゃった

たくさんの患者さんをみているなかで"何かがヘン"なのはわかるんだけど……
これは一体何なんだろう…？

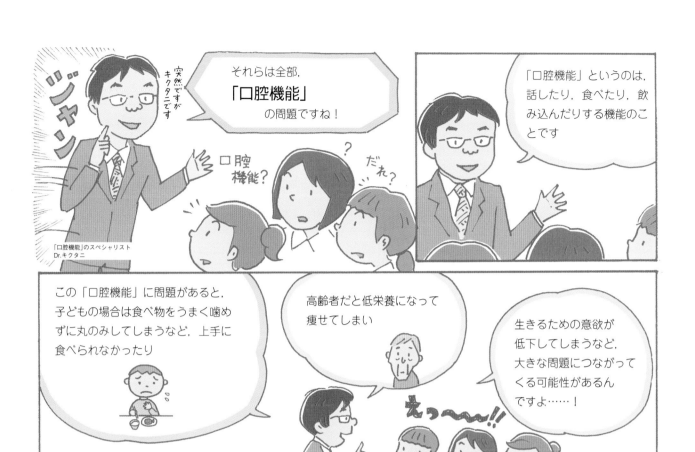

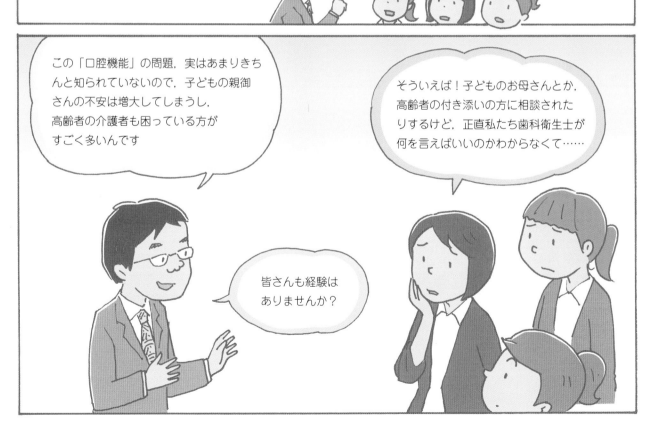

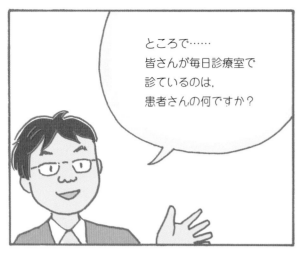

ところで……
皆さんが毎日診療室で
診ているのは,
患者さんの何ですか?

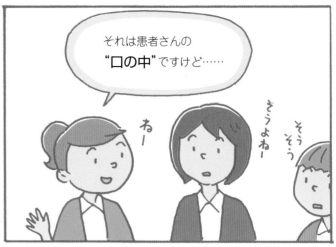

それは患者さんの
"口の中"ですけど……

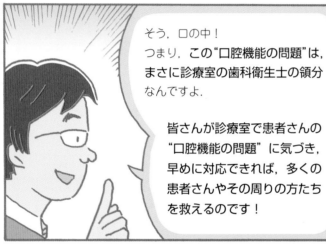

そう,口の中!
つまり,この"口腔機能の問題"は,
まさに診療室の歯科衛生士の領分
なんですよ.

皆さんが診療室で患者さんの
"口腔機能の問題"に気づき,
早めに対応できれば,多くの
患者さんやその周りの方たち
を救えるのです!

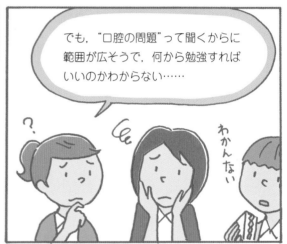

でも,"口腔の問題"って聞くからに
範囲が広そうで,何から勉強すれば
いいのかわからない……

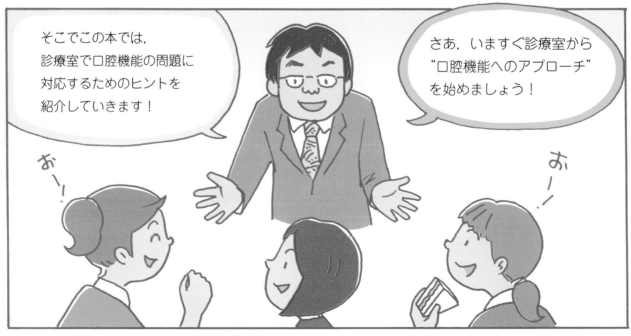

そこでこの本では,
診療室で口腔機能の問題に
対応するためのヒントを
紹介していきます!

さあ,いますぐ診療室から
"口腔機能へのアプローチ"
を始めましょう!

チェアサイド オーラルフレイルの診かた

第2版 **保険対応！**

歯科医院で気づく，対応する口腔機能低下症

菊谷 武 著

詳しくわかる動画付き

「口腔機能低下症」への対応法が
充実した**大好評の一冊です！**

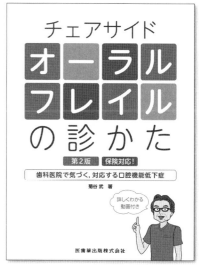

本書のポイント

- 近年の歯科界における重要トピックである「オーラルフレイル」について，基本的な理解から診断，チェアサイドでの対応法などが網羅された内容です．
- 2018年4月から診療報酬に加わった「口腔機能低下症」についての解説も充実．歯科医院でしっかりと対応ができるようになります．
- 8020達成者が半数を超えた超高齢社会のわが国において，歯科が活躍するために必要な「次の一手」が示された，好評の書籍です．

■A4判変型／138頁／カラー
■定価(本体6,000円＋税)
ISBN978-4-263-44526-6

2冊あわせてお読みください ＋

オーラルフレイル・口腔機能低下症の診療がよりスムーズになります！

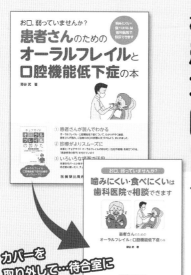

カバーを
取り外して…待合室に

お口，弱っていませんか？
患者さんのためのオーラルフレイルと口腔機能低下症の本

菊谷 武 著

噛みにくい・
食べにくいは
歯科医院で
相談できます

■AB判／68頁／カラー　■定価(本体4,000円＋税)　ISBN978-4-263-44531-0

待合室必備

オーラルフレイルや口腔機能低下症について，患者さんが読んで自身のお口の状態に気が付けるような構成です．さらには，患者さんへの説明にも活用できます．

「医療者用小冊子」付き

「医療者用小冊子」が取り外し式で付いています．小冊子には『チェアサイド オーラルフレイルの診かた 第2版』と対応した診断の流れや訓練方法などが示されており，診療や患者対応がスムーズになります．

 医歯薬出版株式会社　〒113-8612 東京都文京区本駒込1-7-10　TEL03-5395-7630　FAX03-5395-7633
https://www.ishiyaku.co.jp/

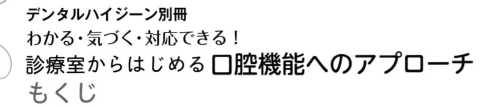

デンタルハイジーン別冊
わかる・気づく・対応できる！
診療室からはじめる 口腔機能へのアプローチ
もくじ

※本書内の写真はすべて許諾を得て掲載しています

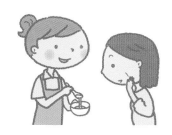

Chapter 3 いざ実践へ！ 診療室で口腔機能をみるためのシミュレーションをしよう
菊谷　武・水上美樹

Chapter 4 アドバンス編　診療室でのアプローチ例

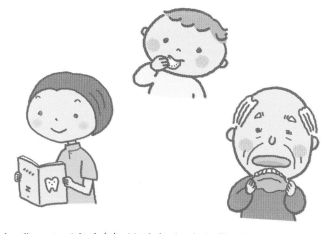

Page Design/solo　illustration／パント大吉　Motif of jacket design/Freepik
The Journal of Dental Hygiene EXTRA ISSUE SELECTION/Let's start the approach to oral function!

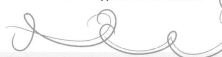

なぜ，歯科診療室で
口腔機能をみることが重要なのか？

菊谷　武・田村文誉

 ## ヒトは，どのように口腔機能を発達させるのか？

ヒトの口腔の発達は母胎内から始まる！

　口は，「呼吸」と「嚥下」という，ヒトが生きていくうえでなくてはならない2つの機能を担う器官です（図1）．そのため，これらの機能は胎生期のかなり初期から発達しています．

　受精後，胎児は胎生24週には吸啜の動きが出現し，28週ころには吸啜と嚥下が同期するようになります[1]．吸啜の動きを自分の指で繰り返し練習することで，出生後すぐに哺乳を行い，栄養を摂取することができるのです（図2）．このように，胎児の吸啜・嚥下運動は，母胎内ですでに感覚・運動系の発達として獲得されています．そして，出生後の食べる機能（摂食嚥下機能）もまた，感覚・運動系の発達としてなされていきます．

　この機能は，口腔と咽頭の形態発育との関連がとても深いのです．ヒトの哺乳期の口腔や咽頭は，吸啜（哺乳）を行うのに適した形態をしていますが，その後離乳が始まり，固形の食べ物が食べられるようになるにしたがって口や顎が成長し，ものを噛んで食べるのにふさわしい形態に発達していくのです[2]（図3）．

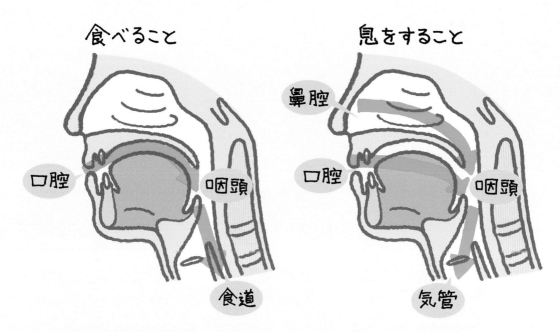

食べること　　　　　息をすること

鼻腔

口腔　　　咽頭　　　口腔　　　咽頭

食道　　　　　　気管

図1　口が担う2つの機能「呼吸」と「嚥下」

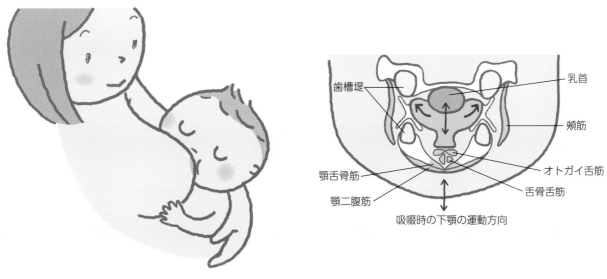

図2 **乳児の哺乳**[3]
吸啜・嚥下運動は母胎内ですでに獲得されているため，出生後すぐに哺乳を行うことができる

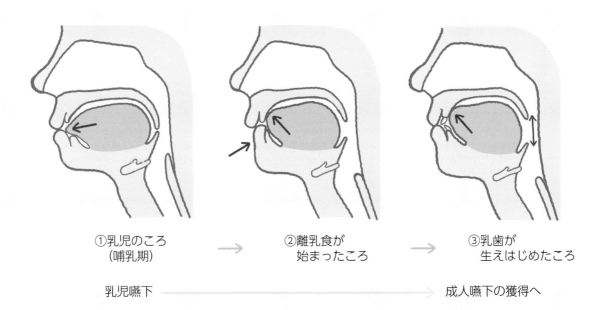

①乳児のころ　→　②離乳食が　→　③乳歯が
（哺乳期）　　　　　始まったころ　　　　生えはじめたころ

乳児嚥下　　　　　　　　　　　　　　　　　　　成人嚥下の獲得へ

図3 **成長・発達による口・喉の変化（嚥下時）**
①哺乳期の舌は前後の動きが主であり，喉の位置（気管と食道の入り口）は高い，②舌は上下に動いて食べ物をつぶすようになり，下唇が内側にめくれ込む動きもみられる，③舌はさらに複雑な動きができるようになり，下唇のめくれ込みはみられなくなる．また，喉の位置も下がり，発声のための音をつくる空間ができていく

"食べる機能" 発達の原則

　食べる機能 (摂食嚥下機能) の発達には，原則があるとされます．それは，「個体と環境の相互作用」です．**子ども本人の「発達する力」と，周りを取り巻く「環境」からの刺激がバランスよく働きかけあうことで，感覚・運動の統合がなされ，食べるために必要な機能の発達が促進されます．**また，食べる機能の発達には適切な時期があり，年齢が低いほど内発的な力が旺盛です．しかし，最適な時期を過ぎたとしても，時間がかかるかもしれませんが食べる機能の獲得はなされていくと考えられており，何歳になってもあきらめるべきではありません．

"食べる機能" の発達の順序とは？

　食べる機能はある一定の順番で発達していきます．全身の姿勢や運動に関連する粗大運動の発達では，はじめに頸定し (首がすわり)，座位がとれるようになり，つかまり立ちをし，一人歩きをする，といった順番がありますが，食べる機能も同様で，哺乳からいきなり咀嚼機能が獲得されるわけではなく，口唇を閉じたり，舌が前後から上下，左右へと動いたりすることができるようになりながら咀嚼の動きが獲得されていきます．そして，その動きには "予行性" があることもいわれています．これは，「獲得された動きを十分に経験することで，次の段階の機能が獲得されやすくなる」ということです．つまり，そのとき食べられる形，軟らかさの食事を十分に食べているうちに，次の段階の機能が自然と引き出されてくるということなのです．

口腔機能の発達はヒトそれぞれ

　機能の発達は，日々順調に進んでいくわけではありません．階段を上がったり降りたり，あるいは螺旋階段を登るように遠まわりしながら伸びていく場合もあります．ヒトほど個人差の大きい動物はいないといわれるほど，食べる機能の発達過程にも個人差があります．これは機能面のみならず，歯の萌出時期や口腔形態の違い，個人の性格や家庭環境による違いなど，さまざまな要因が影響するためです．したがって，同じ月齢，年齢で比較することは意味がないばかりか，かえって弊害を招くことが多くなります．

　このように，**ヒトは自分のもっている力に加え，実にさまざまな要因の影響を受けながら口の機能を発達させていきます．**このことは，健康な子どもも発達に遅れのある子どもも，変わりはないのです．

人は，どのように老いるのか？

いま来院している高齢者はいずれ通院不可能となる

　日本人はどのように老いていくのでしょうか？　ここに，全国の高齢者を20年間追跡調査し (N＝5717)，高齢者の自立度の変化パターンを調べた報告があります (図4)[4]．その調査によると，男性では60歳代前半から一気に自立度を低下させるパターンは19％で，脳血管疾患への罹患など全身疾患がその原因となります (──)．一方で，75歳以降に徐々に身体機能の低下を示すのは約70％であり，加齢とともにその発症率を増すさまざまな疾患に加え，低栄養に伴う筋力の低下などが原因と考えられます (──)．高齢者の多くが憧れる "ぴんぴんころり (亡くなる直前まで元気に生活すること)" は10％程度にすぎず (──)，多くの高齢者が徐々に身体機能・認知機能を低下させ，自立度を低下させていることがわかります．

　図4の縦軸の2は，手段的日常生活動作について援助が必要なライン，縦軸の1はそれに加えて基礎的日

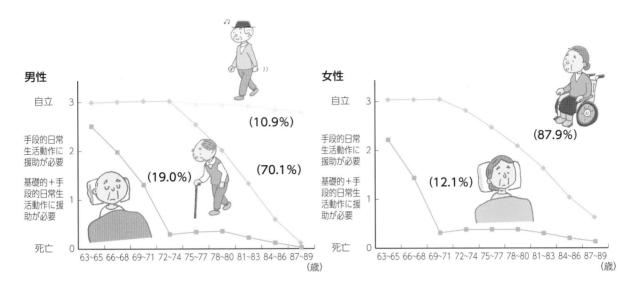

図4 高齢者の自立度の変化[4)]
60歳代から一気に自立度を低下させるパターン，75歳以降に徐々に身体機能の低下を示すパターン，"ぴんぴんころり"の
パターンに分けられる

常生活動作についても援助を必要とするラインを示しています．「手段的日常生活動作」とは，買い物や洗濯などの家事や，交通機関を利用した外出や服薬管理，金銭の管理など高次の生活機能を維持するために必要な能力です．一方，「基礎的日常生活動作」は，食事や着替え，就寝・起床，入浴やトイレに行くなどの基本的な生活動作を示しています．つまり，70%の人が80歳を前にして，齲蝕や歯周病の予防が可能な口腔衛生管理ができなくなる恐れがあり，80歳代前半には外来受診が困難になるといえます．また，晩年まで自立を維持できる10%の人を除いて，期間の長短はあるにしろ**ほぼすべての人が自立した生活が困難な時期を過ごすことになり，歯科医院への通院が不可能となる**ことを示しています．

60歳代前半から一気に自立度を低下させる19%の多くは，病気などで一気に通院が困難になった方たちで，皆さんが診療室に勤めている限りはお会いすることはないかもしれません．一方で，いま，元気に来院してくれている高齢者のなかには，もうすでに，約70%のコースに乗っている人たちも多くいるはずで

す．

つまり，**高齢者についてはある意味，ほぼすべての人が通院不可能になることを考えて，歯科治療の計画を立てる必要があります**．次のリコールやメインテナンスの際には，もしかしたら体調を崩して診療室に来ることが困難になっているかもしれませんし，「次の診療の機会は訪問診療で……」ということになる可能性もおおいにあるのです．

口腔機能は低下する
～診療室でも早めの対応を！

すべての人の口腔機能は低下します．70歳の患者さんも80歳の患者さんもいつまでも口だけが健康というわけにはいきません．誰もが老いたくはありませんし，いつまでも若いままでいることを望みます．しかし，残念ながらすべての人に老いは訪れ，身体機能，認知機能の低下に伴って口腔機能も低下し，口腔衛生管理が徐々に困難になってきます．手を細かく動かすことが困難になり，口腔器官の運動能が低下することで自浄作用も低下し，口腔内が不潔になりがちになります．

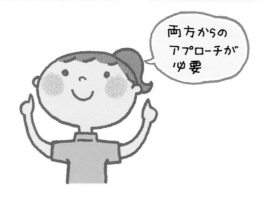

器質性咀嚼障害

↑

齲蝕・歯周病などに対する歯科治療
義歯の作製などの補綴治療
咬合回復治療

運動障害性咀嚼障害

↑

咬合回復治療
＋
摂食嚥下リハビリテーション

両方からの
アプローチが
必要

図5 「器質性咀嚼障害」と「運動障害性咀嚼障害」の両面からアプローチしよう

　つまり，**高齢者の口の機能の低下に気づき，早い段階で改善・予防することができれば，齲蝕や歯周病の予防となるだけではなく，その後の口腔機能をできる限り維持し，最期まで自分の口で食事を楽しむことにもつながってくる**のです．皆さんが日常臨床で行っている口腔衛生管理を進めるうえでも，口腔機能の状態をみることは無縁ではありません．

運動障害性咀嚼障害とは？

　咀嚼障害は，その原因から「器質性咀嚼障害」と「運動障害性咀嚼障害」に分けることができます．器質性咀嚼障害とは，歯をはじめとする咀嚼器官の欠損によって起こる咀嚼障害です．この器質性咀嚼障害に対しては，義歯などの補綴治療による咬合回復が咀嚼機能改善のための唯一の方法となります．

　一方，避けては通れない生理的老化により身体機能は低下を示し，また，依然日本人の死亡原因の上位を占める脳血管疾患などによっても身体機能は障害され

ます．これら身体機能の低下や障害は，口腔にも及んで咀嚼障害を引き起こし，これを「運動障害性咀嚼障害」とよびます．この場合には，一般的な歯科治療による咬合回復に加えて，筋肉に負荷を与え運動機能の回復を目指すレジスタンス訓練や，巧緻性の訓練の実施も必須となり，歯科診療室においても「器質性咀嚼障害」と「運動障害性咀嚼障害」の両面からアプローチしていくことが求められています（図5）．

　このように，社会が高齢化し，歯科においても齲蝕・歯周病などの口腔疾患だけではなく「口腔機能」にもアプローチすることが重要視されるなか，診療室を中心に活躍する歯科衛生士にとっても「口腔機能」は重要で，読み解く力を備えておく必要があるものです．

　本書では，診療室の日常臨床のなかで歯科衛生士が知っておくべき口腔機能の基礎知識を，「わかる」「気づく」「対応する」の3段階に分けて解説しています．**まずは皆さんの医院に来院している患者さんの口腔機能をみるところから始めてみましょう！**

Chapter 1

子どもの口腔機能の発達を知ろう

乳幼児期から学童期にかけて，子どもの口腔が大きく変化する時期は，保護者の不安も尽きません．歯科衛生士が診療室で子どもの口腔機能にアプローチし，患者さんと保護者に寄り添うための"わかる・気づく・対応する"を学びましょう．

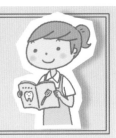

わかる 子どもの口腔機能の発達

水上美樹

■ 離乳の準備期

原始反射（図1）

　乳児は，出生直後からみられる原始反射*，（p.18参照）によって，哺乳を行うことで栄養を摂取します．また，原始反射が出現している時期では，口唇，舌，

顎などの口腔諸器官の一体動作により哺乳動作が行われています．これらは乳児自身の意思とは関係なく，不随意運動で行われます．

* **原始原射**……乳児に備わっている，特有の刺激に応えて示す中枢神経系由来の反射行動

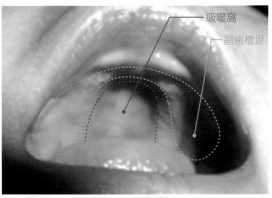

吸啜窩
副歯槽堤

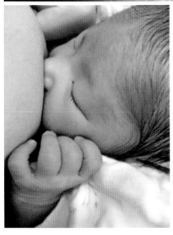

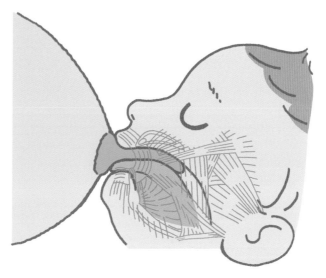

図1 乳児の哺乳動作
哺乳の時期は，口を開口させて乳首を取り込み，舌を下唇の上に置きながら舌の蠕動様の動きで乳汁を摂り込む．このときの口蓋には，「吸啜窩」という乳首がちょうど安定するようなくぼみがある

指しゃぶり，おもちゃしゃぶり

　多くの乳児は，生後2カ月ごろから随意的に指しゃぶりを始めますが（図2），手指の発達によって徐々に指しゃぶりは減少していきます．さらに，4カ月ごろになると上肢と手指の発達に伴い，おもちゃなどを口にもっていく行動（おもちゃしゃぶり）がみられはじめます（図3）．指しゃぶりやおもちゃしゃぶりによりさまざまな物性が口腔内に入ることで，口唇，舌，顎

を随意的に動かすようになり，「原始反射を消失させて離乳食を開始するための準備運動」としても重要な行動と考えられています．そのため，離乳食開始時期に保護者から「離乳食をベロで押し出して食べてくれないんです」「うまく食べ物を喉のほうにもっていけないみたいなんです」というような質問があったときには，原始反射の残存を確認したり，指しゃぶりやおもちゃしゃぶりをしているか（あるいは，していたか）を聞いてみたりするのもいいでしょう．

Ch.
1

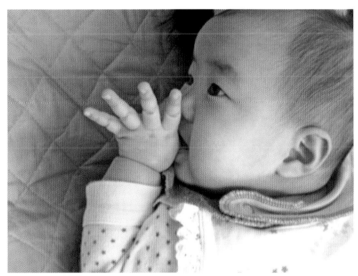

図2 指しゃぶり

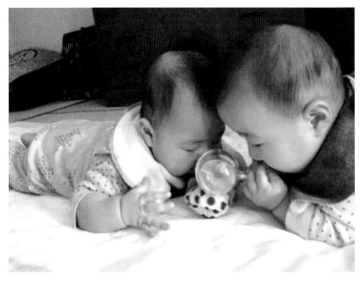

図3 おもちゃしゃぶり

離乳期以降

原始反射は，通常図4のように，おおよそ離乳食を開始する5〜6カ月ごろには消失していきます．このころから身体の成長，発育が著しくなるとともに，摂食機能の獲得にもさまざまな変化がみられるため，問診，観察を細かく行う必要性があります．離乳食が始まったら表を参考に，歯の萌出程度と併せて口腔の形態，口腔機能の獲得をみていきましょう．

いずれの段階においても発達の程度には個人差が大きく，子どものもつ意欲によっても左右される場合があります．発達を促すためには，次に獲得する機能がすこしみえはじめた時点で次のステップにチャレンジし，学習するということも重要です（図5）．

しかし，あまり急ぎすぎても子どもがついていけなくなるため，**保護者が「自分の子はほかの子より遅れている」という不安感を抱かせるようなアドバイスをしてはいけません．診療室で保護者から子どもの口腔機能の発達についての質問を受けたら，発達には個人差があることを説明したうえで，急がず発達段階を踏まえたアプローチをしていきましょう**（p.24〜参照）．

表 咀嚼機能発達の目安[2]

月齢	5，6カ月	7，8カ月
食べるときの口唇と舌の動き	口唇を閉じて飲む　舌の前後運動 ・上唇の形は変わらず下唇が内側に入る ・口角があまり動かない ・口唇を閉じて飲み込む ・舌の前後運動に顎が連動して運動する	左右同時に伸縮　舌の上下運動 ・上下唇がしっかり閉じて薄くみえる ・左右の口角が同時に伸縮する ・数回モグモグして舌で押しつぶし，咀嚼する
口腔機能の発達	・これまで舌は前後の動きで哺乳を行っていたが，この時期から舌を口腔内に留め，上下唇で食具をとらえはじめる ・最初のうちは，哺乳の動きが残存しているため，舌が出てきたり顎がガクガクして不安定だったりするが，顎の安定とともに，上手に食具を挟み込んで食べ物をとらえることができるようになる	・前後の動きから上下の舌の動きが獲得されてくる ・舌の先に置かれた食べ物がそのままでは飲み込めないと判断すると，舌と口蓋で食べ物を押しつぶして食塊形成を行う ・食べ物を押しつぶしているときには，両口角が引かれて押しつぶしている動きがみられる
食べ方の目安	・子どもの様子をみながら1日1回1さじずつ始める ・母乳やミルクは飲みたいだけ与える	・1日2回食で食事のリズムをつけていく ・いろいろな味や舌ざわりを楽しめるように食品の種類を増やしていく

わかる

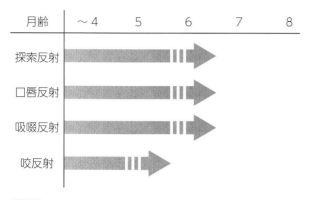

月齢	〜4	5	6	7	8
探索反射					
口唇反射					
吸啜反射					
咬反射					

図4 原始反射の消失[1]

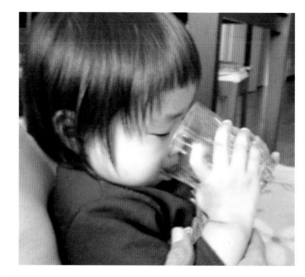

図5 コップの使用

8カ月ごろからすこしずつコップで飲めるようになってくる．最初は，上手に傾けられず顔に水がかかったり，口に多量の水が流れてむせたりすることもあるが，運動機能の発達や経験学習から徐々に上手に飲めるようになってくる

9〜11カ月ごろ	12〜18カ月ごろ
← 偏側に交互に伸縮 舌の左右運動	▲手づかみ食べ 食具の使用開始▶

- 上下唇がねじれながら協調する
- 咀嚼側の口角が縮む（偏側に交互に伸縮）
- 舌の左右運動（咀嚼運動）

- 舌が側方に動くようになると，臼歯の咬合面に乗った食べ物を舌と頬で保持してすりつぶす動き（臼磨運動）がみられるようになってくる
- 咀嚼を行っているかは，咀嚼側の口角が引かれている様子からわかる

- 食事のリズムを大切に，生活リズムを整える
- 家族いっしょに楽しい食卓体験を

右列:
- 手づかみ食べは，食具食べの前に十分にさせる
- 最初は手のひらで押し込んだり，指が口の中に入ってしまったりしながらも，徐々に上手になっていく
- 11，12カ月ごろになると萌出した上下の前歯でかじりとりができるようになる
- 手づかみ食べからすこし遅れて，親の食具に興味をもちはじめたらすこしずつ食具の使用を始める
- 最初は，食具が横から入ったり，顔が食具のほうを向いたり，反対の手で押さえたりと食べこぼしが激しいが，徐々に食具の位置や方向が定まって上手に使いこなすようになる（p.22参照）

- 1日3回の食事のリズムを大切に，生活リズムを整える
- 自分で食べる楽しみを，手づかみ食べから覚えさせる

Ch.
1

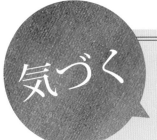

気づく

子どもが診療室に来院したら，ここをチェックしよう！

水上美樹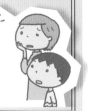

■ 新生児～乳児（0～1歳）が来院したら……？

✔ Check Point

☐ 原始反射が残っているか？

→離乳食開始の目安となる

☐ 口腔の形態をチェックする

☐ 歯の萌出をチェックする

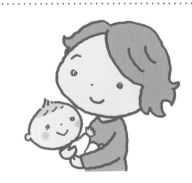

原始反射のチェック

乳児が来院したら，まずは，原始反射の有無と口腔の形態をみてみましょう．原始反射の残存程度は，図1～3からチェックできます．

これらの反射が優位に残存している場合には，離乳食が食べられません．4，5カ月ごろから徐々に反射は消失しはじめますが（p.17参照），個人差があるので，月齢で判断せずに指や歯ブラシを使って評価してみましょう．反射が消失しはじめたら離乳食のアドバイスを始めることができます．

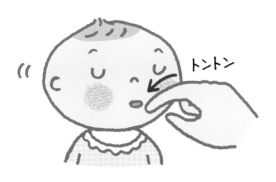

図1 探索反射

口角・上下唇を指先で軽く触れると，刺激されたほうに顔を向けて口に摂り込もうとする動き

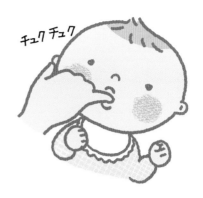

図2 吸啜反射

指を舌尖部あたりに入れると，舌で指を巻き込んで前方から後方に波動様の動きで力強く吸い込む動き

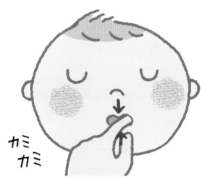

図3 咬反射

臼歯部歯槽堤（副歯槽堤）に指で刺激を加えると，強く噛みこんでくる動き

口腔の形態チェック

哺乳期にある乳児の口蓋には，吸啜窩がみられます（p.14参照）．この形には個人差があり，形がうまく乳首に合わず飲みづらい場合があります．人工乳首を使用している場合には，吸啜窩の形態に合ったものを選択するようアドバイスすることも必要です．

▐ 幼児・学童（1～12歳未満）が来院したら……？

✔ Check Point

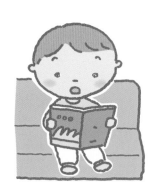

＜待合室で＞

☐ 口がポカーンとしていないか？

☐ 舌が口元から見えていないか？

☐ よだれが垂れていないか？

☐ 挨拶をしたときにうまく発音できるか？

＜診療室で＞

☐ うがいの水を口腔内に溜めていられるか？

☐ ぶくぶくうがいができるか？

☐ ミラーで舌の可動域をチェック！

☐ ブラッシング指導をとおして食具の把持機能をチェック

待合室での鼻呼吸，口唇閉鎖，舌突出のチェック

あなたの診療室に口腔機能に問題を抱えた小児が来院しました．ここからあなたの口腔機能の評価がスタートします．まず，口元を観察してみましょう．「口をポカーンと開けて，すこし上顎前歯が見えている」「舌が口元からすこし見えている」子はいませんか？（図4）

そのような子どもを見たときは，「どうして，口唇閉鎖ができていないのだろう？」と考えてみます．口唇閉鎖不全と一言でいっても，その原因はさまざまです．

・鼻呼吸の不全（鼻疾患，習癖，形態的な問題，など）

・口輪筋の低緊張

・器質的な問題（上顎前突，開咬，顎の不調和，など）

・舌癖

さらに，流涎（よだれ）がみられることもあるかもしれません．

次に，皆さんから「こんにちは」と，挨拶をしてみましょう．子どもから返ってきた「こんにちは」が，何だか変なことはありませんか？（図5）これも，軟口蓋の挙上不全，舌の可動域が少ない，舌小帯の異常，口唇口蓋裂，舌癖，鼻閉などに起因している場合があります．診療室で対応が困難な場合には，耳鼻科などの専門機関の受診を勧めましょう．

診療室でのチェック

小児の口腔機能不全は，軽度であれば保護者も気づいていない場合があります．診療室で簡単にできる口腔機能評価をいくつか紹介します．

① うがいで口唇閉鎖能をチェック

　診療中のうがいの様子から，鼻呼吸と口唇閉鎖機能がおおよそチェックできます．ある程度の時間，口腔に水を溜めていられない場合は，鼻呼吸ができていないか，口唇の力が弱くてすぐに水を吐き出している可能性があります．さらに，"ぶくぶくうがい"は個人差が大きく，1歳代からできる子もいますが，だいたい4歳くらいになると多くの子どもができるといわれています．ぶくぶくうがいは，呼吸と口唇の力に加えて頬筋を巧みに動かす必要があるため，4歳以上でもぶくぶくうがいができない子どもはこれらの筋肉が弱い可能性があります．また，口呼吸をしている子どもは，診療中に流れる水や唾液を咽頭に溜めておくことも苦手なので，しっかりと吸引をしてあげてください．

② ミラーを使った舌の可動域のチェック

　離乳後期食を食べはじめる9カ月ごろから前後，上下だけだった舌の動きに左右の動きが加わって，咀嚼ができるようになります（p.16, 17参照）．診療室で舌の可動域（ROM：Range of Motion）をチェックする方法としては，皆さんが舌を上下左右に動かすのを見せて，同じ方向に動かしてもらう（模倣）という方法もあります．理解の乏しい子どもに対しては，診療室の器具を用いて評価してみましょう．

　また，デンタルミラーやストッパーを口角や上下唇に当てて，それを舌で舐められるかどうかでも評価ができます．可動域が確認できたらすばやく動かせるかも確認しましょう（図6）．

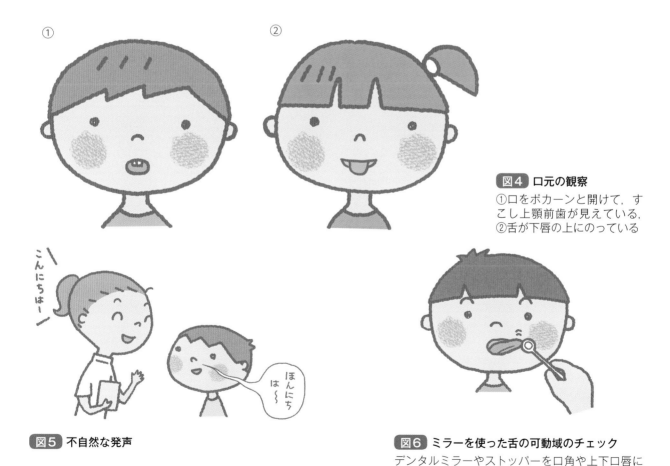

Ch. 1

図4　口元の観察
①口をポカーンと開けて，すこし上顎前歯が見えている．
②舌が下唇の上にのっている

図5　不自然な発声

図6　ミラーを使った舌の可動域のチェック
デンタルミラーやストッパーを口角や上下口唇に当てて，それを舌で舐められるかどうかでチェックする

③ 口蓋に食べ物が残っていないか？

　ブラッシング指導時やアシスタントについているとき，口蓋に食べ物が付着しているのをみたことはありませんか？　その際，まず形態の問題が考えられますが，舌機能に問題がある場合があります．通常，食べ物を移送，嚥下する際には，舌をしっかり口蓋に押しつけて食べ物を前方から後方に（咽頭に向かって）送り込みます．しかし，舌の拳上が不良であったり，高口蓋に対して舌の接触が不十分であったりすると口蓋に食べ物が残ることがあります．このような場合，原因が口腔の形態なのか，機能の問題なのかをまず評価しましょう．

④ 咀嚼のチェック

　できれば診療室に評価用のスナック菓子など（できればスティック状のものが好ましい）を用意しておくとよいのですが，難しい場合には，ロールワッテにデンタルフロスを結んでおいたものを利用します．評価用のスナック菓子やロールワッテを口唇の中央に置いて（ロールワッテで行う場合には，デンタルフロスを口唇から垂らした状態にする），「右で噛んで」「左で噛んで」と指示を出します．このとき，子どもが指示に従って舌で食べ物を横に移送できるか，咀嚼ができているかを評価します．ロールワッテを用いた評価は，指示に従える子どものみに使用し，誤飲しないよう必ずデンタルフロスをしっかり結んでください（図7）．

⑤ ブラッシング指導で食具の把持機能をチェック

　口腔機能に直接関係しませんが，自食をしている子どもの保護者の方から「まだお箸を使わせるのは早かったかしら？」「上手にスプーンですくえないんです」というような質問を受けるかもしれません．通常，生後10カ月ごろから食具を使って食べはじめます．診療室のなかで食事の場面をチェックできない場合には，歯ブラシの持ち方を見て食具を使用できるかを判断することができます．図8を参考に，子どもがどの程度の手指機能を獲得しているかチェックしてみましょう．また，食具の把持は，指先だけではなく全身の身体のバランスや上腕，前腕，手指の発達が整っていることも重要です．

　次のページのチェック表を参考に，器質的評価だけではなく口腔機能の評価も加えて指導に活かしてください（表）．

図7 診療室にあるもので咀嚼の評価ができる

①パームグリップ

1歳児で多くみられる持ち方

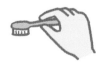

②フィンガーグリップ

1歳児，2歳児の両方でみられる持ち方

③ペングリップ

2歳児後半でみられる持ち方

図8 歯ブラシの持ち方からわかる子どもの食具の把持機能[5]

表 お口の機能チェックリスト

　　　　　　　　　　　　　　　　　　　　　　　　年　　月　　日

　　　　　　　　　　　　氏名　　　　　　　　　　　年齢　　歳　　カ月

　　主訴：

○原始反射（　なし　・　あり：　探索　・　吸啜　・　咬　　　　　　　　　　　　　　）

○口の中の刺激に対する拒否（感覚過敏）（　なし　・　あり　　　　　　　　　　　　　）

○鼻呼吸（　可能　・　不可能　　　　　　　　　　　　　　　　　　　　　　　　　　　）

○日常の口唇閉鎖（　可能　・　ときどき　・　不可能　　　　　　　　　　　　　　　　）

○口唇の引きすぼめ（　可能　・　不可能　　　　　　　　　　　　　　　　　　　　　　）

○日常の舌突出　（　なし　・　ときどき　・　あり　　　　　　　　　　　　　　　　　）

○舌の可動域（ROM）※動かせる方向にチェック（　上　・　下　・　左　・　右　・　不可　　　）

○うがいの可否（　可能　・　不可能　　　　　　　　　　　　　　　　　　　　　　　　）

○自食の程度（　自食　・　一部介助　・　全介助　　　　　　　　　　　　　　　　　　）

○食具の把持機能（　パームグリップ　・　フィンガーグリップ　・　ペングリップ（3指固定）　）

① 子どもの口腔習癖への アドバイス

田村文誉

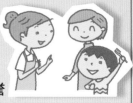

指しゃぶりや口呼吸，歯ぎしり，爪噛みなど，口に関係する癖を「口腔習癖」といいます．そのなかのいくつかは，歯並びや全身の姿勢にも影響するものですが，時期を待てば自然に解決するものもあります．しかし，ときには改善するための支援が必要な場合もあります．

■ 指しゃぶり

36歳のお母さんが歯の治療で来院しました．小さい2人の姉妹を連れています．お姉ちゃんは4歳，妹は5カ月です．聞けば，2人とも指しゃぶりがひどく，歯並びに影響しないかどうか悩んでいるとのことでした．お姉ちゃんはしばらく指しゃぶりをしていなかったけれども，妹が生まれてから再び指しゃぶりが始まってしまい，いまでは前歯の咬み合わせが悪くなってしまっているとのことです．

「どうしたら2人とも指しゃぶりをやめさせられますか？」とお母さん．さて，どう答えたらよいのでしょうか？

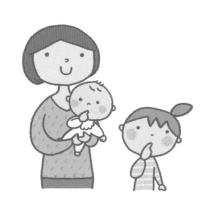

「指しゃぶり」は授乳期の乳児には大切な行為であり，幼児期になってもおよそ20〜40％にみられる生理的なものです．この指しゃぶりは，お母さんのお腹の中にいる胎生15〜20週から始まっています（**図1**）．そして，乳児は出生後，2〜3カ月かけて自分の指を口にもっていけるようになり，盛んに指しゃぶりを行うようになります（**図2**）．このころは原始反射である哺乳反射*が優位ですので，指しゃぶりも反射の動きで行われています．しかし，やがて大脳上位の発達がなされるとともに，哺乳反射が消えていくため，徐々に随意的な動きに変わっていきます．また，哺乳反射の消失に伴い，5〜6カ月ごろには哺乳機能から摂食機能へ移行していきます（**p.16参照**）．

指しゃぶりは哺乳に通じる行為であり，心理的満足感や情緒の安定にもつながると考えられています．乳児は，はじめのうちは感覚の発達した器官である口への刺激として指しゃぶりを盛んに行っていますが，やがて1歳を過ぎてひとり歩きができるようになると，ほかに興味が広がり，徐々に指しゃぶりがなくなっていくことが多いようです．

これらのことを考えると，**5カ月の妹の指しゃぶりはまだやめさせる必要はありません**．むしろ，口の機

能や情緒の発達にとっては大切な行為ですから，無理にやめさせるのは逆効果になる恐れがあります．指しゃぶりが歯並びに影響してくるのは乳歯が萌出してからであり，遅くとも4歳までにやめれば後の歯並びに影響はないというのが一般的な見解です．

そのため，4歳のお姉ちゃんはそろそろやめたほうがよいでしょう．ただし，妹が生まれてから指しゃぶりが始まったとのことですから，いわゆる「赤ちゃん返り」，甘えが出ているのだと思われます．お姉ちゃんも，お母さんやお父さんに十分甘えられることが大切ですし，外遊びや友だちとの遊びで気持ちを発散させることも大切です．**指しゃぶりという行為だけに目を向けず，生活全体をみたアドバイスが求められます．**

もし4歳以降～学童期にかけても指しゃぶりを行っている場合には，口腔機能や顎顔面の形態への影響が深刻になります（図3）．しかし，この時期においても指しゃぶりを行っているということは，生活環境や社会環境などの影響，心理的な問題など，多くの要素が関係していると考えられます．その行為だけに目を向けても解決することは難しく，小児科医や小児歯科医，矯正歯科医，言語聴覚士，臨床心理士など，専門職からの支援が必要です．

＊**哺乳反射**……一連の乳汁摂取のための反射運動．胎生期の後半には獲得される原始反射であり，探索反射，口唇反射，吸啜反射，咬反射がある

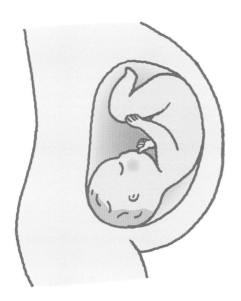

図1 赤ちゃんは母胎内にいるときから指しゃぶりを始めている

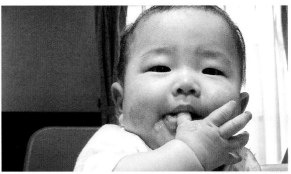
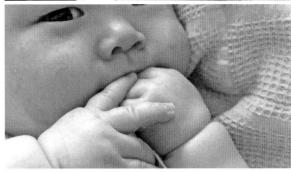

図2 乳児の指しゃぶり
口への刺激による感覚入力や，手と口の協調，また心理的満足感や，情緒の安定につながる

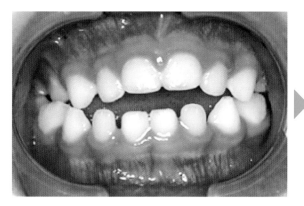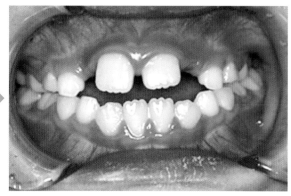

図3 学童期にかけても指しゃぶりが続いたことによる口腔への影響

図3 学童期にかけても指しゃぶりが続いたことによる口腔への影響
指しゃぶりの影響による開咬の症例
(日本歯科大学附属病院小児歯科・ハイリスク診療センター長／楊　秀慶先生ご提供)

口呼吸

　「歯並びを治したい」との相談で，10歳のA君が両親に連れられてやってきました．診察室に入ってきたA君は，ずっと口を開けたままです．いつも口が開いており，食事中もくちゃくちゃ音を立てて，口を開けっぱなしで食べているとのこと．A君の口腔内診査を行い，咬合を確認すると，上顎前突が認められました．口唇は乾燥しており，前歯部には乾燥したプラークが付着していました．「鼻から呼吸することはできるかな？」と聞くと，本人は「うん」と言いますが，両親は「どうかしら，よくわかりません」とのことです．

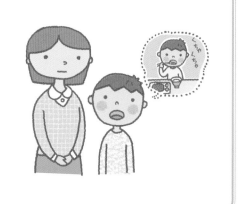

　A君に対して，まずは呼吸法の確認をしてみます（図4）．鼻呼吸の確認のため，鼻息鏡を鼻孔下の人中（唇上部の溝）中央部に水平に当て，「普通に息をしてね」と声をかけたところ，呼気とともに鼻息鏡は1cm程度曇ったものの，鏡の下を覗くとA君の口は半開きになっていました．鼻息鏡がない場合は，普通の鏡でも構いません．または鼻の下にティッシュや耳かきの綿を当て，鼻息を観察することでも鼻呼吸ができているか（口呼吸になっていないか）を調べることができ

ます（**p.96参照**）．

　口を閉じて呼吸をするように言いましたが，やはり口は開いてしまいます．そのことを両親に伝えたところ「この子，扁桃腺がすぐ腫れるし，鼻炎がひどくて耳鼻科に通院しているんです」と教えてくれました．A君の主訴である歯並びの治療を行うには，耳鼻科疾患や呼吸法など，さまざまな要因を解決していく必要がありそうです．

　歯並びとも関係する口呼吸ですが，はじめから口呼

吸をしていたわけではなく，哺乳期には鼻呼吸が行われています．やがて乳児期後半に離乳が開始され，下顔面や中咽頭の垂直的成長がなされていくと，固形食を摂取する機能である摂食嚥下機能が発達し，口のみで呼吸をすること（口呼吸）もできるようになってい

きます（図5）．**多くの乳幼児では摂食嚥下機能の発達とともに口唇閉鎖機能が獲得され，口を閉じながらの鼻呼吸を行っていますが，幼児期から学童期の20〜30％が口呼吸をしているという報告もあります．**

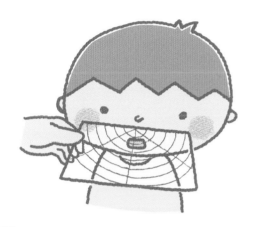

図4 **鼻息鏡による鼻呼吸の確認**

Ch.
1

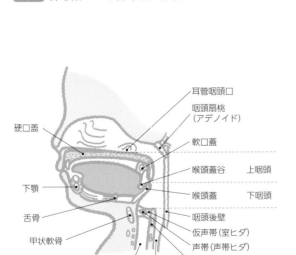

新生児

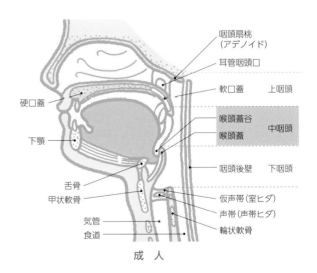

成　人

図5 **新生児と成人の解剖矢状断**[5]
新生児期は口腔内が舌で占められており中咽頭がない．成長とともに固有口腔が広がり，中咽頭が形成されていき，口腔からも呼吸ができるようになる

口呼吸の関連因子は多様ですが，幼少時の指しゃぶりが長期化することにより上顎前突や開咬が引き起こされ，その結果として口唇閉鎖不全が起こり，口呼吸となる可能性も指摘されています．全身への影響としては，鼻腔を通じた加温・加湿や防塵機能が働かないため呼吸器系の粘膜保護が作用せず，風邪などの感染症に罹りやすくなります．また，口呼吸の子どもでは下顎と舌が下行して顔面が上向きになり，頭部が前へ出るような不良姿勢になりやすいという報告もあります（図6）．

このように，口呼吸は口腔顔面のみならず全身にも影響を及ぼす可能性がありますが，どのように対応したらよいでしょうか？　耳鼻科疾患がある場合は，まずその治療が最優先でしょう．鼻呼吸を促すために

も，鼻孔の通過をよくしておく必要があります．もし，**耳鼻科疾患がなく，ほかに口唇閉鎖を阻害する因子（筋緊張を低下させるような薬の服用等）がなければ，口唇閉鎖力をつけるトレーニング（図7）や，鼻呼吸を促すトレーニング（図8）を行いましょう．**

「口を閉じてください」と注意することも必要ですが，あまり言いすぎるとかえって逆効果になることがあります．すでに上顎前突になってしまっていたり，口輪筋の筋力が弱かったりする場合には，「口で言われて頭でわかっていてもできない！」という状況だからです．本人の負担にならないよう自覚させながら，楽しんでできるトレーニングプログラムを立てていきましょう．

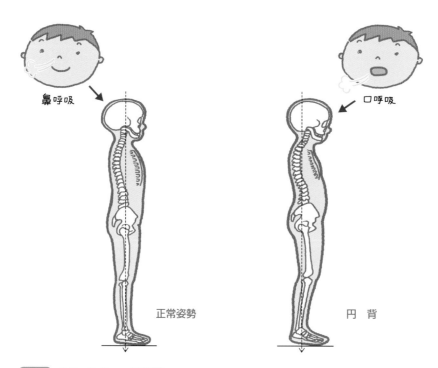

図6　呼吸の姿勢への影響[6)]
口呼吸の子どもでは下顎と舌が下行して顔面が上向きになり，頭部が前へ出るような不良姿勢になりやすいという報告がある

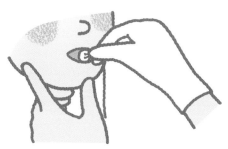
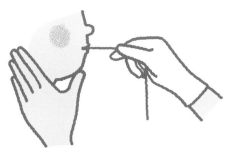

①
糸をつけたボタンを口唇の内側に挟ませて，
糸を引っ張り，外れないよう口唇の力で抵抗させる（ボタンプル）

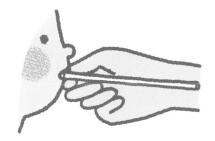
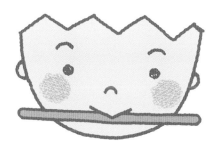

②
ストローを口唇でくわえさせるよう
にする（歯で噛まないよう注意する）

③舌圧子やアイスクリームの板のような
　薄いものを口唇で挟ませて，その状態
　を維持する時間を長くしていく

図7　**口唇閉鎖をつけるトレーニング**

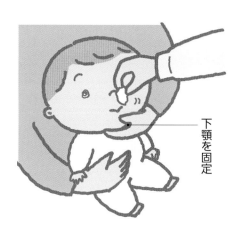

下顎を固定

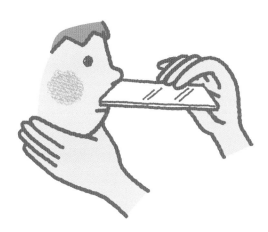

・鼻呼吸の確認：口を閉じさせて鼻の前にティッシュや鼻息鏡などを当てて確認する
・顎と口唇を介助したままの状態で鼻呼吸を促し，はじめは数秒から徐々に時間を長くしていく
＜注意点＞
・食事以外の時間に行う
・耳鼻科疾患により口呼吸が起こっている場合があるので，事前に耳鼻科疾患の有無を確認する

図8　**鼻呼吸を促すトレーニング**

Ch.
1

② 離乳食のつまずきへのアドバイス

町田麗子

離乳食の時期は，母乳やミルクから離れる時期であるのと同時に，「食べる」を育てていく時期でもあります．しかし，反射で哺乳していた時期と異なり，離乳食は保護者の思うように進められず，"つまずき"と感じることも多くなります．目安月齢や目安摂取量にとらわれすぎず，力まないで離乳食を進めていくことで，避けられる離乳食のつまずきがあります．保護者から離乳食に関する質問を受けたら，目の前の子ども自身の「食べる能力」がどこまで育っているのかをじっくりと見きわめ，次のステップに進むことをアドバイスしましょう．離乳食に対する相談を受けたときには，その原因がどこにあるのかを探っていくことが大切です．

■ 離乳食を嫌がる

7カ月の男の子が抱っこされ，お母さんの歯の治療にいっしょに来ています．「離乳食をいつも口からベーッと吐き出し，食べなくて困っているんです……」とお母さんから相談をされました．どのようにアドバイスをすればよいでしょうか？

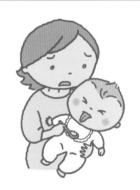

離乳食開始の時期

離乳食は，首の座りがしっかりしている，支えてあげると座れる，食べ物に興味を示す，スプーンなどを口に入れても舌で押し出すことが少なくなるなど，子どもの育ちをみて開始します（図1）．離乳食を始めてみたものの，まだ身体や口や心の準備が整っていないために食べることを嫌がってしまうことがあります（図2）．

食べる機能の育ちと離乳食の固さのずれ

舌や顎の動かし方の発達に伴って，食べることのできる固さが変わってきます．そのため，食べる機能の育ちと食べ物の固さがずれていると，離乳食を嫌がる原因になることがあります．**保護者には，調理した離乳食を子どもに食べさせる前に，自身の舌を使って試食するようにアドバイスをしましょう．さらに，子どもが食べているときの口元の動きを観察し，発達とそれに合った離乳食の固さを伝えましょう（表）**．食べ

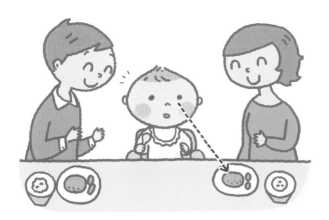

図1　離乳食は子どもの育ちを鑑みて開始する

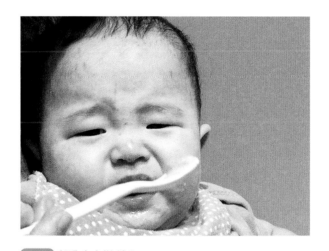

図2　離乳食を嫌がる
子どもの育ちと離乳食の固さが合っているか確認しよう

表　食べる機能と離乳食の目安

	滑らかにすりつぶした状態 （生後5, 6カ月ごろ）	舌でつぶれる固さ （生後7, 8カ月ごろ）	歯肉でつぶせる固さ （生後9〜11カ月ごろ）
保護者が 確認する 固さの 目安	・そのまま飲み込める ・舌触りの滑らかなものから始め，慣れてきたら粒を感じるものまで	・舌だけですぐにつぶせる ・スプーンの背で抵抗なくつぶれる	・舌でギュギュッと何度も口蓋に押しつけるか，軽く噛んでまとまる ・スプーンの背で簡単にはつぶれないが，親指と人差し指でギュギュッとつぶせる固さ
子どもの 口元の 観察	・スプーンを上下の唇でパクッと挟む ・下唇が上唇の内側に入る	・閉じた上下口唇が左右対称に横に引かれる ・下顎は単純上下運動，顔や口元は左右対称	・閉じた上下口唇は左右非対称に動く．下顎が側方運動，顔や口元は左右非対称

る機能の育ちに合った固さにすることで食べやすくなります.

食への興味を伸ばす

何にでも興味津々の子どもは,食べることにもワクワクしています.見た目や匂いに興味をもつだけでなく,"触ってみたい"とも感じていますが,手が器用になる以前の,微妙な力加減が難しい時期には,ほとんどの食材はグチャ,とつぶれてしまいます.そこで

テーブルや服や床が汚れてしまうため,保護者がつい先まわりして食べ物に触れないように手の届かないところに避けたり,汚さないよう注意したりしてしまうことがあります.**手づかみでのかじりとりは自食のスタートとして,手の経験だけでなく,手と口の動きの連動を学習するためにも必要であることを保護者に伝えましょう.**触れるための食材を準備するなど,十分に手づかみ食べを経験させるようアドバイスすることも大切です.

■ あまり食べない

対応する

11カ月の女の子.離乳食をすこししか食べずに,あとはミルクばかりを飲んでいるとのこと.以前,お母さんに離乳食の固さのアドバイスをした際には,食べる機能に固さを合わせたり,舌でつぶしながら試食をしたりといろいろな工夫をしていたようです.今度はどのように答えたらよいでしょうか?

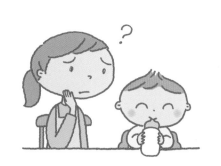

保護者のなかには,「子どもが離乳食をあまり食べない」という悩みをもっている方がいます.まずは,食べる機能と食べ物の形態が合っているかを確認しましょう(表).

食欲や食べる量の差は,体格,性格,体力などによる個人差もあります.そのときの体調(眠い,空腹でない,便秘,疲れているなど),好き嫌い(新しいものが苦手,味,形態など)などさまざまな要因が考え

られます.特に,離乳食の時期は,本人が気持ちを言葉で伝えることはできないので,なぜ食べないのかがわからず保護者が悩んでしまうことも多くあるでしょう.量だけにとらわれず,総合的な判断が必要です.子どもの身体的な発育については**成長曲線(p.43参照)を確認し,問題がないようであれば,焦らず見守るように伝えます.**

③ 食べることの問題へのアドバイス

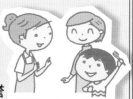

田村文誉

　歯科医院に来院したお母さんをはじめとする保護者の方から，子どもの食事の悩みを相談されることはありませんか？　最近では，「口の専門家」として歯科衛生士や歯科医師が食事に関する相談を受けることも増えてきました．一口に「子どもの食事の問題」といっても，赤ちゃんから大きくなるまでさまざまあり，成長に合わせたアドバイスが必要になります．たとえば乳幼児の場合，食の問題は発達過程における未熟さが原因の場合が多く，経過を見守っていれば自然に解決することが多くあります．それでも，育児真っただ中のお父さんやお母さんにとっては，子どもの一挙手一投足が気になるもので，「どうしてちゃんと食べられないのだろう」「もっといろいろなものを食べてほしい」など，心配は尽きません（図1）.

　歯科医院で聞かれる訴えのなかでは，食事中に「よく噛まない」「丸のみする」「口に溜める」など，咀嚼に関するものが多いようです．また，2014年に乳幼児の保護者を対象に行われた「乳幼児の食の問題に関する調査」の結果では，子どもの食に関する相談内容として「偏食」「食事に時間がかかる」「むら食い*」「遊び食い」が上位にあがっていました[2]．これらは，10年前の厚生労働省による乳幼児栄養調査の結果[3]と比較すると，ほとんど変わっていません．それだけ「子どもの食の問題」というのは，いつの時代も普遍的なもののようです（図2）.

*むら食い……食事量にむらがある

Ch.
1

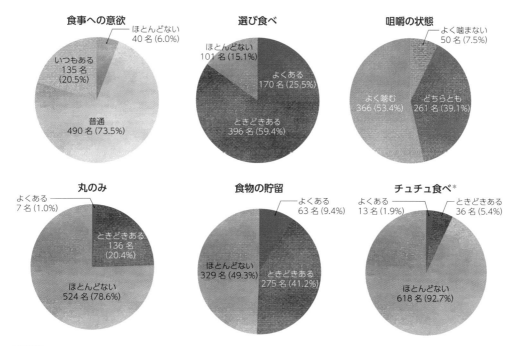

図1　食行動のアンケート結果[1]
歯科相談に来院した3歳児の保護者を対象としたアンケート調査
***チュチュ食べ**……食べ物を口の中で吸うようにしながら食べること

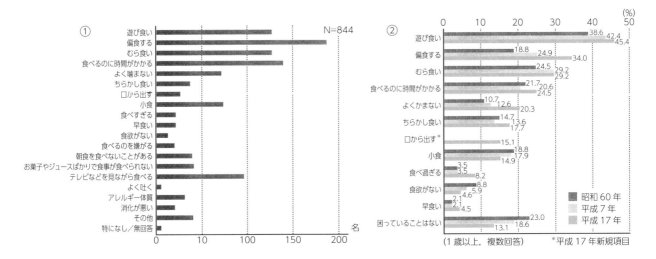

① 「子どもの食に関する相談内容（子ども側の因子）」

遊び食い	
偏食する	
むら食い	
食べるのに時間がかかる	
よく噛まない	
ちらかし食い	
口から出す	
小食	
食べすぎる	
早食い	
食欲がない	
食べるのを嫌がる	
朝食を食べないことがある	
お菓子やジュースばかりで食事が食べられない	
テレビなどを見ながら食べる	
よく吐く	
アレルギー体質	
消化が悪い	
その他	
特になし／無回答	

N=844

② 「1歳を越えた子どもの食事で困っていること」

項目	昭和60年	平成7年	平成17年
遊び食い	38.6	42.4	45.4
偏食する	18.8	24.9	34.0
むら食い	24.5	29.2	29.2
食べるのに時間がかかる	21.7	20.6	24.5
よくかまない	10.7	12.6	20.3
ちらかし食い	14.7	13.6	17.7
口から出す*			15.1
小食	18.8	17.9	14.9
食べ過ぎる	3.5	3.5	8.2
食欲がない	8.8	5.9	4.6
早食い	2.1	2.1	4.5
困っていることはない	23.0	18.6	13.1

（1歳以上，複数回答）　*平成17年新規項目

図2 子どもの食の問題に関する調査結果[2,3]

① 「子どもの食に関する相談内容（子ども側の因子）」のアンケート結果[2]（2015年）
② 「1歳を越えた子どもの食事で困っていること」のアンケート結果[3]（2006年）

対応する

＊原始原射……乳児に備わっている，特有の刺激に対し，中枢神経系によって引き起こされる反射行動

噛まない

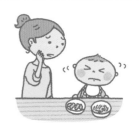

今日で2歳のお誕生日を迎えたBちゃん，お母さんは「肉やキャベツの千切りを食べてくれません」と悩んでいます．

①歯は生えそろっているか？

食べ物を噛んで食べるには，臼歯の咬み合わせが重要です．摂食機能の発達から事例をみると，通常2歳であれば咀嚼機能は獲得されていますが，歯の萌出状態によっては繊維の多い野菜や肉，かまぼこなどの練り製品は咀嚼しきれずに口の中に残ってしまう場合があります．そうすると，丸のみや口から出してしまうといった行動につながりやすくなります．**萌出前の歯**肉しかない時期や生えはじめの時期，また永久歯への交換の時期には，食事のメニューの選択の配慮が必要です（p.40参照）．

②弱い力でもすりつぶせるか？

咀嚼機能の発達にも個人差があり，2歳でもまだ十分に機能が育っていない可能性があります．**口の動きを観察し，「左右の口角は非対称に動いているか」「噛んでいる顎のほうに，口唇や顎は引っ張られている**

か」「舌は横に動いているか」を確認しましょう（図3）．これらができていなければ，まだ咀嚼機能が十分に育っていない可能性があります．

③かじりとりはできるか？

　咀嚼するためには，まず自分の前歯で自分の口に合った一口量をかじりとることが大切です．それによって，前歯の歯根膜に食べ物の感覚が伝わり，口に入る食べ物の固さや量を感知し，その後の咀嚼運動へとつながっていきます．逆に，前歯でかじらず口の奥にポーンと放り込むような食べ方をしていると，口の中の感覚情報が得られず，咀嚼運動が引き出されにくくなります（図4）．

④食べることを急かされていないか？

　咀嚼しないことの弊害は，「丸のみ」につながることです．臼歯が生えそろい，咀嚼機能が獲得されてい

るにもかかわらずあまり噛まない場合，環境に原因があることも多いようです．「急いで食べなさい」などと急かされていたり，あるいは兄弟や姉妹と争うように食べていたりなど，早食いせざるをえないような環境にあるのかもしれません．早食いが定着すると窒息事故にもつながる恐れがあります．**心身ともにリラックスして食事ができる環境を整えてあげることが大切です．**

　また，食べるのが速い，噛む回数が少ないことは，肥満の原因となります．よく噛むことは食べ物のおいしさを引き出し，消化吸収を助け，満腹中枢に作用して満腹感を得ることにつながります．子どものころからしっかり噛んで食べる習慣をつけ，生活習慣病にならないように指導しましょう[4, 5]．

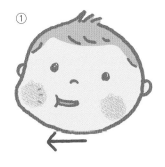
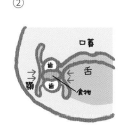

図3　正常な咀嚼機能の見方
①咀嚼しているほうへ口唇，顎，舌が寄るのがみられる
②歯の上の食べ物を舌と頬で支えている

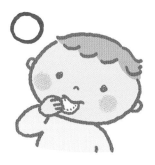
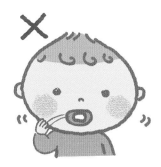

図4　かじりとりの例

口に溜めて飲み込まない

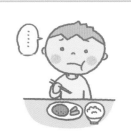

4月に小学校に入学する予定のC君．食事中にときどき口が動かなくなり，噛んでいるものを口の中に溜めたまま，飲み込まないことがあるようです．

①口の機能の発育段階と食べ物の形・固さは合っているか？

「食べる意欲はありそうなのに，口に溜めたまま飲み込まない」……そのような場合は，食べ物の形・固さが摂食機能の発達段階に合っていない可能性があります．たとえば，小学校入学前の6歳では，咀嚼機能も十分に育ち，第一乳臼歯の萌出とともに咀嚼の力は強くなりますが，まだ大人と同じくらいの力までは身についておらず，固い食べ物を何でも食べられるわけではありません．同時に，前歯の交換も始まるため，前歯が動揺していたり，抜けていたりすることから，かじりとりができない時期でもあります．その結果として，口の中の食べ物をうまく飲み込めずに，口に溜めたままになってしまうことも考えられます．このような時期に，摂食機能に合わない固い食べ物ばかり食べさせていると，口に溜めたままになってしまうか，あるいは無理に丸のみする癖がついてしまいます（図5）．**子どものそのときどきの口の環境や摂食機能の状態に合わせて，食べられる形・固さの食べ物を与え，すこしずつ機能を伸ばしていくようにアドバイスをしましょう．**

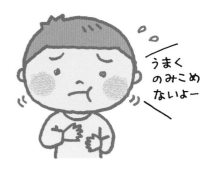

図5 摂食機能の発育段階に適さない形・固さの食べ物を与えると，正常な摂食が困難になってしまう

②食べる意欲はあるか？　生活は乱れていないか？

子どもは同じ年齢でも個人差が大きく，食欲もまちまちです．食欲旺盛な子もいれば，小食の子もいます．子どもが小食の場合，親は「ちゃんと栄養が摂れているのかしら？」と心配しがちです．そうすると，「もっと食べなさい」と食事の量を増やしたり，追いかけ回して食べさせようとしたりしてしまい，子どもにとっては食事が苦しいものになっている可能性があります．また，間食（おやつ）やジュースを摂る量が多くなっている場合は，つねに満腹で食べる意欲も育ちません．それでも食べなくてはいけない状況になると，結果的に「口に溜めたまま飲み込まない」ということになってしまいます．

外遊びや友だちとの遊びをとおして適度に運動をさせ，自然に空腹感を味わえるような生活リズムをつくることも大切です．

食べるときに舌が出る

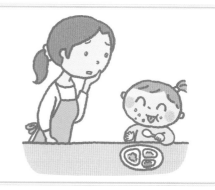

　　1歳半のDちゃんは，まだ哺乳瓶を使ってミルクを飲んでいます．「食事をするときに舌が出てしまいます」というお母さんの訴え．実際に普段食べているものをもってきてもらい，食べているところを観察してみたところ，Dちゃんは軟らかめのご飯を，横の歯肉のほうに寄せて咀嚼するような動きで食べることができていました．しかし口は開きっぱなしで，嚥下のときは確かに舌が出てしまっています．

①嚥下はきちんとできているか？

　口が開きっぱなしで，嚥下時に舌が出るということは，まだ「乳児嚥下」をしていると考えられます．通常，離乳食が開始された5〜6カ月ころから口を閉じて嚥下する「成人嚥下」が獲得されていきますが，哺乳を継続しているお子さんだと，舌の使い方が哺乳のときのまま残ってしまうことがあります（p.16参照）．その場合，まずは哺乳瓶をやめて，水分をスプーンやコップから飲むように促していきます．もし，哺乳瓶の使用をやめてしばらく経っても乳児嚥下が改善されなければ，成人嚥下を覚えてもらう練習が必要かもしれません．その場合，口唇と顎をしっかり閉じた状態で嚥下できるよう，お母さんなどの指で，口唇を閉じる介助を試みるようにします．

②口唇の力はあるか？　いつも口が開いたままか？

　咀嚼の動きはできているようなので，幼児食程度の固さのものでも食べられるかもしれません．しかし，口を閉じるための筋肉，特に口輪筋が低緊張であるといつも口が開きっぱなしになり，そのために嚥下時に舌が出てしまう可能性もあります．また，鼻炎などで鼻から呼吸ができない場合は口呼吸となりますので，やはり口が開きっぱなしとなり，安静時の筋肉の緊張度にも影響が出てしまいます．

③食べ物は咀嚼機能に合っているか？

　「咀嚼はできるけれど舌を出して嚥下してしまう」

……このような場合，いったいどのような食べ物が合っているのでしょうか．ここで大切なのは「咀嚼の動きがどこまでできているのか」ということです．咀嚼の動きというのは，顎や舌が側方に動くことだけを指すのではありません．**顎や舌とともに口唇や頬も上手に協調させながら，奥歯で食べ物を十分にすりつぶし，唾液と混ぜ，そして舌の上で一塊にすることができなければ，上手には飲み込めません．** したがって，咀嚼しきれない食べ物を飲み込もうとするために，舌が出てしまっている可能性が考えられます．そのような場合は，咀嚼機能に食べ物が合っていない（食べ物が固すぎる）可能性が高いので，咀嚼できる軟らかいものに変えていくようにしましょう．同時に，舌を出さずに嚥下する機能を獲得するためのアプローチを行っていきます．

　摂食機能の発達には，ある程度順番があります．しかしときには，この順番が違ってしまうこともあります．本人の発達段階に合わせて摂食機能を促すことが原則ですが，**安全面を考慮しながら，獲得している咀嚼機能を大切に育てていくことも考えていくようにしましょう．**

　ほかにも，食行動の問題は，齲蝕など口腔内の痛みが原因のことも考えられます．**まずは口腔内にこうした器質的な問題がないかをチェックし，そのうえで機能面の対応をしていきましょう．**

Ch.
1

④ 子どもの栄養と食事・食形態への アドバイス

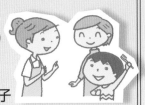

尾関麻衣子

成長・発達の過程にある子どもは，単なる「大人の小型版」ではありません．そのため，子どもの栄養管理方法は大人と同様ではなく，臓器や口腔機能，消化機能などの未熟性を十分考慮する必要があります．子どもにとって良好な発育と栄養状態を保つためには，成長・発達の経過をモニタリングし，発育に適した食事を提供することが重要です．

子どもに必要な水分量

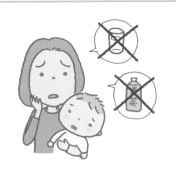

　　1月のよく晴れたある日，生後10カ月の男の子がお母さんと来院しました．離乳食は始めていますが，まだ食後にミルクも飲んでいるようです．昨日から下痢気味とのことで，「水分を摂らせたいのだけど，水や麦茶だと飲まないんです」と，お母さんは困っている様子です．

　乳児は身体に占める水分の割合が成人に比べて多く，細胞外液が多いことが特徴です（表1）．また水分代謝が活発なため，1日の必要水分量を体重当たりで換算すると，成人の3倍にもなります[1]．発熱，嘔吐，下痢などで細胞外液を失う機会が多いうえに，「喉が渇いた」「水が飲みたい」という訴えがまだ上手にできないことから，保護者がこまめに水分補給をさ

せないと，脱水症を起こしてしまう可能性があります．夏は汗をかくため脱水症に注意しますが，事例のような冬の時期でも，実は脱水を起こすことがあります．汗をかかないためわかりづらいのですが，暖房の使用によって空気がさらに乾燥するため，身体から水分はどんどん失われているのです．

　表1で示している1日の必要水分量は，飲み物だけ

表1 **子どもと大人の水分量比較**[1〜3]

	体内水分量（体重に対する割合（%））	細胞外水分量（体重に対する割合（%））	細胞内水分量（体重に対する割合（%））	1日の必要水分量（mL/体重kg/日）	不感蒸泄量（mL/体重kg/日）
乳児	70	30	40	100〜150	50
幼児	60	20〜25	35〜40	60〜90	40
学童	60	20〜25	35〜40	40〜60	30
成人	60	20	40	30〜40	20

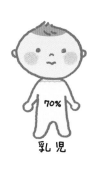
乳児

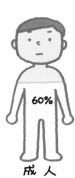
成人

ではなく，食事から摂れる水分も含まれています．食事時以外ではおもに飲み物で水分を補給しますが，味の薄い水や麦茶などを好まない子どもは少なからずいます．そのような場合は，果物や野菜，豆腐など水分の含有量が多い食材や，汁物（スープ，味噌汁など）を積極的に摂取するようにします．発熱や下痢が続いて食欲もないときなどは，果物をすりおろしたものや，小児用の経口補水液などの活用を勧めるとよいでしょう．

乳児期の栄養

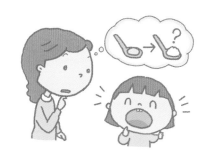

生後8カ月の女の子がお母さんと来院しました．離乳食は生後6カ月になるすこし前から開始し，いまはペースト状のおかゆや野菜などを食べています．お母さんから「上の歯も生えてきたので，そろそろ固形物を食べさせたいのだけど，どのくらいの大きさや軟らかさにすればいいのかがわからないんです」と相談を受けました．

　乳児期の栄養に関して考慮すべきことは，①エネルギー，体重当たりの栄養素の必要量が年長児・成人に比べて多い，②消化吸収機能や代謝機能が未熟，③疾病や感染症に対する抵抗力が弱い，④味覚や食習慣の形成期である，⑤個人差が大きい，などがあげられます[2]．

　新生児から乳児は，おもに母乳もしくは育児用ミルク（人工乳）によって栄養を補給します（**表2**）．分娩後3〜5日間の母乳を初乳といい，細菌に対する感染防御物質が多く含まれているため，新生児にはできる限り初乳を飲ませることが大切です[2]．また母乳は乳児にとって消化吸収の負担が少なく，衛生的であり，母親にとっても授乳は出産後の母体の回復を促すとい

う利点があります．しかし，乳児の体重増加不良や授乳時間の延長などがみられる場合は，母乳不足の可能性があるため，不足分を育児用ミルクで補うことを検討します．育児用ミルクは，完全な母乳代替品とはいえませんが，摂取量が明確にわかる，母親以外の人も調乳して与えられる，などの利点があります．

　生後5〜6カ月ころまでは，母乳や育児用ミルクで健康を維持し，順調に発育しますが，これ以降になると，母乳や育児用ミルクだけでは発育に必要なエネルギーや栄養素量が不足してきます．また，口腔を含む消化器官も発達してくることで，母乳やミルク以外の食べ物を消化吸収できるようになり，離乳食へ移行することになります．

表2 100gあたりの母乳，牛乳，乳児用調製粉乳（育児用ミルク）の栄養の比較

	エネルギー量（kcal）	タンパク質（g）	カルシウム（mg）	鉄（mg）
母乳100g中	65	1.1	27	0.0
牛乳100g中	67	3.3	110	0.0
育児用ミルク100mL中	65〜75	1.5〜2.2	35以上	0.7以上
フォローアップミルク*A　100mL中	66.5	2.0	91	1.3

＊フォローアップミルク：離乳期の乳幼児において，離乳食やミルクだけでは不足する栄養素（特に鉄）を補うための粉ミルク

離乳食の進め方の目安

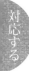

	生後5, 6カ月ころ	生後7, 8カ月ころ	生後9～11カ月ころ	生後12～18カ月ころ
食べ方の目安	・子どもの様子を見ながら，1日1回1さじずつ始める ・母乳やミルクは飲みたいだけ与える	・1日2回食で，食事のリズムをつけていく ・いろいろな味や舌ざわりを楽しめるように，食品の種類を増やしていく	・食事のリズムを大切に，1日3回食に進めていく ・家族いっしょに楽しい食卓体験を	・1日3回の食事のリズムを大切に，生活リズムを整える ・自分が食べる楽しみを，手づかみ食べから始める
食事の目安（調理形態）	滑らかにすりつぶした状態 おかゆ 魚 にんじん 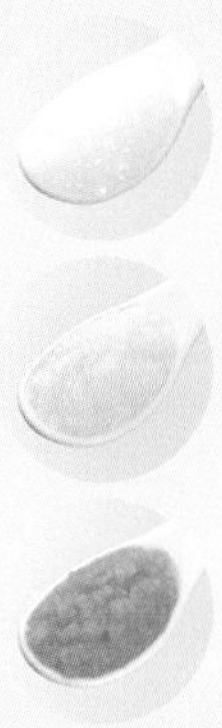	舌でつぶせる固さ	歯肉でつぶせる固さ	歯肉で噛める固さ 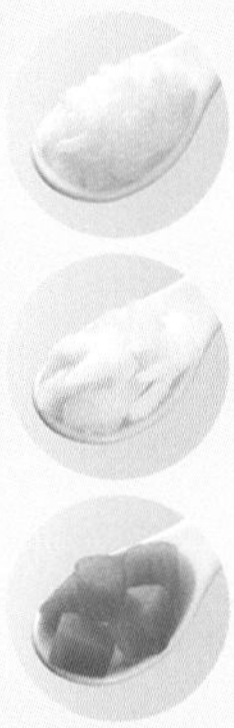

一回あたりの目安量			生後5, 6カ月ころ	生後7, 8カ月ころ	生後9～11カ月ころ	生後12～18カ月ころ
I	穀類 (g)		つぶしがゆから始める．すりつぶした野菜なども試してみる．慣れてきたら，つぶした豆腐・白身魚などを試してみる	全がゆ50～80	全がゆ90～軟飯80	軟飯90～ご飯80
II	野菜・果物 (g)			20～30	30～40	40～50
III	魚 (g)			10～15	15	15～20
	肉 (g)			10～15	15	15～20
	豆腐 (g)			30～40	45	50～55
	卵 (個)			卵黄1～全卵1/3	全卵1/2	全卵1/2～2/3
	乳製品 (g)			50～70	80	100

歯科衛生士からできるアドバイス例	・栄養バランスは心配しなくて大丈夫です ・味つけはいりません ・細菌への抵抗力が弱いので，衛生面には気をつけてください ・勧める調理グッズ：おろし器，すり鉢，すりこぎ，裏ごし器，茶こし，ハンドミキサー（図2）	・消化吸収に負担がかかるため，肉や魚などのタンパク質は量を守ってください ・アレルギーにも注意してください ・固形物は，竹串を刺してすっと通るくらい軟らかくしてください	・栄養バランスを意識したい時期です ・鉄分不足にご注意ください	・食材の種類や固さ，味つけは大人と同じにすべきではなく，まだまだ配慮は必要です ・味つけは薄味が基本です（大人の1/2以下に）

※上記の量はあくまでも目安であり，子どもの食欲や成長・発達の状況に応じて食事の量を調整する

成長の目安

成長曲線のグラフ（図4）に体重や身長を記入して，成長曲線のカーブに沿っているかを確認する（成長の目安には個人差がある）

図1 離乳食の進め方の目安[4, 9]

成長の目安を確認することで，離乳食の進め方が適切かどうかを検討することができる

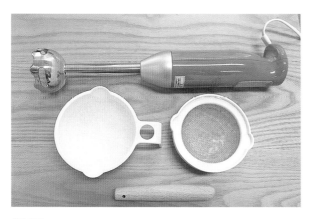

図2 離乳食を作る際にお勧めの調理グッズ

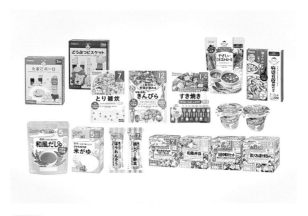

図3 市販されているベビーフード（アサヒグループ食品）[9]

　離乳とは，母乳またはミルク等の乳汁栄養から幼児食に移行する過程をいいます[4]．離乳は摂食機能の発達を促すだけでなく，生活リズムや食習慣の確立，食事を楽しむといった精神発達にもつながります．離乳は，乳児の食欲，摂食行動，家庭の食習慣などを考慮し，子どもの個性に合わせて進めていくのがよいでしょう（図1，2）．

　また，**離乳の完了とは，「形のある食べ物を噛みつぶすことができるようになり，栄養素の大部分を母乳または育児用ミルク以外の食べ物から摂れるようになった状態」**をいいます．単に母乳または育児用ミルクを飲んでいない状態を意味するものではありませ

ん[4]．

　市販されているベビーフード（図3）は，離乳食のバリエーションを広げるだけでなく，各月齢に合わせて食形態が調整されているため，離乳食を手作りする際の見本となったりします．ただし，食べさせる前に試食をして，具材の大きさや固さを確認したほうがいいでしょう．診療室で離乳食について訊かれたときは，厚生労働省の「授乳・離乳の支援ガイド」[4]に沿うことを基本とします．乳児の月齢ごとの離乳食に関する注意点やアドバイス例を**図1**に示しますので，参考にしてください．

Ch.
1

幼児期の栄養

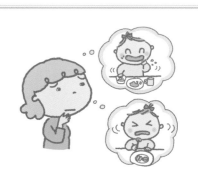

　2歳の女の子が健診のためにお母さんと来院しました.「むし歯になっていないかが心配で歯医者に来ました.最近食べ遊びが多くなったうえに,日によって食べ物の好みも違うので,まともに食べてくれません.栄養不足も心配です……」と,お母さんが不安げに話しています.

　幼児期の栄養に関して考慮すべきことは,①乳児期に次いで発育が盛んで,幼児期に必要な栄養量は,体重1kgあたりでみると成人よりも多い,②消化機能や免疫機能が未熟なため,1回の食事量や食形態,衛生面での配慮が必要,③精神発達や自我の発達に伴い,さまざまな食事行動が発生する,④望ましい食習慣をみつけさせる配慮が必要,などがあげられます[2].

　幼児期では,必要栄養量(**表3, 4**)を朝,昼,夕の3回の食事だけで摂るのは消化吸収の負担が大きいため,間食(おやつ)をとることで栄養補給します.そのため,ここでいう間食は,甘いお菓子類である必要はなく,おにぎりや果物,サンドイッチやおこのみ焼きなどでも構いません.間食は1日のエネルギー量の10〜15%(100〜200kcal)を目安とし,摂りすぎには注意が必要です.

　また,**この時期に望ましい食生活を確立することが重要です.**望ましくない例として,夜型の生活で遅い時間の就寝による朝食の欠食がありますが,欠食をすることで必要な栄養量を確保できず,発達に少なからず影響がでることはいうまでもありません.また,食事を子どもだけで食べる場合(孤食),両親とともに食べる子どもに比べて食欲が劣るという報告もあります[2].**食事環境は子どもの心理状態にも影響を及ぼすので,家族と食卓を囲み,会話をし,食事を楽しいと感じさせることが大切です.**

表3　体重1kgあたりの必要エネルギー量および栄養量[2]

年齢	性別	エネルギー量(kcal)	タンパク質(g)	カルシウム(mg)	鉄(mg)
1〜2歳	男性	85	1.7	34	0.3
	女性	82	1.8	36	0.4
3〜5歳	男性	80	1.5	37	0.3
	女性	77	1.5	34	0.3
18〜29歳	男性	42	1.0	13	0.1
	女性	39	1.0	13	0.2

表4　1日あたりの必要エネルギー量および栄養量[8]

年齢	性別	エネルギー量(kcal)	タンパク質(g)	カルシウム(mg)	鉄(mg)
0〜5カ月	男性	550	10	200	0.5
	女性	500			
6〜8カ月	男性	650	15	250	5.0
	女性				4.5
9〜11カ月	男性	700	25	250	5.0
	女性				4.5
1〜2歳	男性	950	20	450	4.5
	女性	900		400	4.5
3〜5歳	男性	1,300	25	600	5.5
	女性	1,250	25	550	5.0

対応する

成長の目安

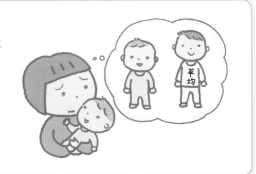

　生後9カ月の男の子がお母さんと来院しました．男の子は身長67cm，体重7.5kgと，やや小柄な印象を受けます．もともと母乳やミルクをあまりほしがらなかったそうで，「ご飯もあまり食べず，身長も体重も平均以下なのですが，大丈夫でしょうか?」とお母さんから相談を受けました．

　乳幼児が順調に成長しているかどうかを確認することがよいでしょう．成長曲線に測定結果を記入し，経過をモニタリングします（**図4**）．成長の仕方には個人差がありますが，成長曲線のカーブに沿っているかを確認することで，摂取する母乳やミルク，離乳食や食事量が適正かどうかを検討することができます．測定結果をモニタリングすることが理想的ですが，難しい場合は**保護者から相談を受けたときに身長や体重を訊き，成長曲線に沿っているかを確認するとよいでしょう**．たとえば体重がなかなか増えない場合，摂取栄養量不足が考えられます．摂取栄養量は，母乳か人工乳か，1回の授乳量や1日の授乳回数，離乳食の量や性状などから評価します．しかし，体重増加不良は摂取栄養量不足のほかに，風邪や発熱，消化器症状（嘔吐，下痢，便秘など）の有無，偏食，食べむら，活動量の増大などさまざまな原因があげられるため，**体重増加がみられず成長曲線から外れていく場合や，成長曲線から大きく外れるような急速な体重増加がみられる場合は，医師に相談するのがよいでしょう**．

Ch. 1

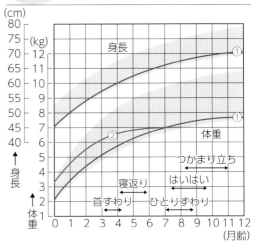

男の子　乳児身体発育曲線（平成22年調査）

図4　成長曲線の見方
①順調な成長の例．成長曲線の帯の中にあり，同じような右肩上がりの曲線であれば問題はない
②体重が増えなくなり，曲線が右肩上がりではなくなった例．原因として，ミルクや離乳食量の不足，下痢や嘔吐などが考えられるが，このような場合は医師への相談が必要となる

学童期の栄養

対応する

　小学校5年生の男の子が，齲蝕の治療のために平日の17時に来院しました．治療後，「今日はこれから塾に行かないと．夕ご飯は塾で授業が始まる前に食べるんだ」とのこと．手にはコンビニの袋が下げられ，中には清涼飲料水のペットボトルとおにぎりが2つ，菓子パンとスナック菓子が1つずつ入っていました．さて，ここで歯科衛生士は何に注意するべきでしょうか？

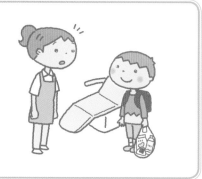

　学童期（6～11歳）も心身の発育が著しい時期で，性差がみられはじめるのが特徴です．

　学童期でもっとも罹患率の高い疾患は「齲歯」で，1995年以降は減少していますが，現在も約5割の児童にみられます[10]．また，小学校での体育や外での遊びなどで一定の身体活動量は確保されるものの，テレビゲームなどの室内遊びの増加や塾通いなどによる運動不足に加え，菓子類や油脂類，清涼飲料水などの過剰摂取による肥満が大きな問題となっています．その一方で，不要なダイエットによる摂取栄養量不足で「やせ」の状態になる場合もあります．いずれの場合も以降の発育に大きく影響し，成人期のさまざまな疾患のリスク要因となることから，食生活を含む生活習慣の改善が必要です．積極的に摂りたい栄養素としては，骨形成に必要なカルシウム，月経のある女児は鉄などがあげられます．

　また，塾に通う多くの小学生にとってコンビニは好きなものを自由に買えるところです．コンビニがあれば弁当を持たせる必要もないため，保護者（特に就業している保護者）にとってはとても便利ですが，本人や家族が正しい知識をもって商品を選択し，購入できるようになるための指導が必要です．文部科学省などが公開している歯科保健や食育の教材を参考にし，**歯科衛生士から菓子類や清涼飲料水に含まれる砂糖の量を示したり，食生活を見直すことができるようなリーフレットを作成したりするとよいでしょう．**

Chapter 2

成人期以降（高齢者）の口腔機能を知ろう

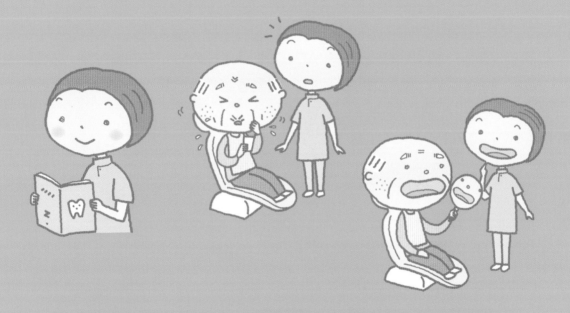

皆さんが普段みている成人期，特に高齢の患者さんを思い浮かべて
みてください．健康で何の問題もないと思っていたその患者さん，
実は口腔機能の問題をかかえているかもしれません．歯科衛生士が
診療室で高齢者の口腔の異変を見逃さないための"わかる・気づく・
対応する"を学びましょう．

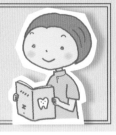

わかる　成人期以降（高齢者）の口腔機能の変化

菊谷　武

■ まずは知っておきたい！　食べることのメカニズム

①食べ物の認知（図1-①）

本来，私たちがものを食べるとき，捕食する前に，過去の経験などからその食べ物はどのようなものか（噛む必要がある食品なのか？　舌で押しつぶして食べるものなのか？　嚥下だけで対応するものなのか？など）について，食べ物を見る，触る，匂いを嗅ぐなどして判断します．

②食べ物の取り込みと咀嚼（図1-②）

次に，食べ物を口腔内に取り込む前に，口唇や前歯によって適当な大きさに切り取られ，舌は食べ物を迎えるかのように切歯の付近まで突出します．この際にも口唇や舌は食べ物の物性や温度などを感知して，その後の処理方法にかかわる情報を得ます．ある程度の固さをもち，咀嚼が必要な食品に対しては，舌で受け取った後，すばやく咀嚼する側の歯の上に舌で食べ物を移動させ，舌と顎の動きの協調運動により上下の歯列で粉砕処理します．プリンのような軟らかい食品の場合，舌と口蓋で押しつぶすように処理されます．このとき，鼻腔は咽頭と交通し，呼吸をすることが可能です．

① 食べ物の認知
- 食べ物を見る，触る，匂いを嗅ぐなどして認知
- 過去の経験から判断

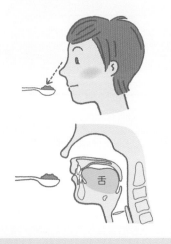

② 食べ物の取り込みと咀嚼
- 食べ物の物性についての情報を取り込む
- 咀嚼開始

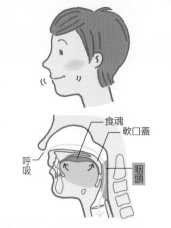

③ 食塊形成と飲み込みの開始
- 唾液と混ぜて食塊を形成
- 鼻咽腔の閉鎖，軟口蓋の挙上
- 咽頭への押し込み開始

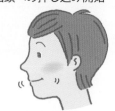
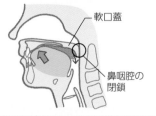

図1 摂食嚥下のメカニズム

③食塊形成と飲み込みの開始（図1-③）

　咀嚼が進んで口の中にバラバラに粉砕した食べ物は，そのまま飲もうとすると誤嚥してしまうことがあります．なぜなら，嚥下の際に私たちが息を止めていられる時間は0.5秒ときわめて短いためです．口の中でバラバラに広がった状態で飲もうとすると，早く喉に向かうもの，後から向かうものも含め，0.5秒に間に合わなくなってしまいます．そこで，バラバラに広がった食べ物を舌で上手に一塊にまとめあげることが必要になります（食塊形成）．この際に，唾液と十分に混ぜられるとより飲み込みやすくなります．

　食べ物が一塊にまとめられると，軟口蓋が持ち上がることで鼻咽腔が閉鎖されます．この際に舌の前方が強く口蓋に押しつけられ，波打つように動かしながら咽頭に食べ物を押し込みます．

④咽頭（のど）への送り込み（図1-④）

　舌の後方は口蓋や軟口蓋に向かって動き，食べ物を押し込みます．食べ物は一気に咽頭の下方に流れ込みます．そのとき，気管の入り口にある喉頭蓋が倒れ込み，同時に声帯など気管を保護するいくつかの構造物が閉鎖し，気管を閉じます．これにより，食べ物が気管に入り込むのを防止します（この食べ物を飲み込む間，息が止まっている時間が0.5秒）．

⑤食道への送り込み（図1-⑤）

　舌根部は咽頭の後壁に向かって食べ物を押し込み，咽頭の後壁は前方に張り出すことで食道への押し込みを助けます．

⑥飲み込みの完了（図1-⑥）

　食べ物は，すべて食道内に押し込まれました．あとは食道の蠕動運動により胃に向かいます．食べ物が食道に押し込まれたと同時に，喉頭蓋は跳ね上がって気道が開放され，呼吸が再開されます．

Ch.
2

---

④咽頭（のど）への送り込み
- 舌の後方による食べ物の押し込み
- 喉頭蓋の倒れ込み，気管の閉鎖

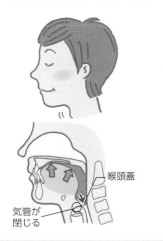

喉頭蓋

気管が
閉じる

⑤食道への送り込み
- 咽頭後壁と舌根部が接する
- 食道への送り込み

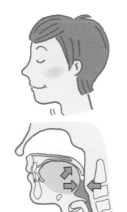

⑥飲み込みの完了
- 食道への食べ物の押し込み完了
- 喉頭蓋の挙上，気道の開放，呼吸再開

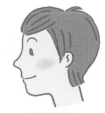
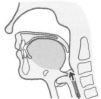

高齢期にみられる口腔機能の変化

成人期以降に起きる口腔機能の問題としては，一度獲得した機能が生理的に低下したり，病気が原因で失われたりすることがあげられます．

筋力の低下 (図2-①)

加齢とともに全身の筋力は低下します．これは，生理的に起こる筋肉量の低下に加えて，低栄養などによる筋肉量の減少からも影響を受けます．この変化は，口腔や咽頭の筋肉にとっても例外ではありません．口腔や咽頭の筋力が低下することで，結果，噛む機能や飲み込む機能も低下するのです．特に舌は筋肉の塊ですので，舌の筋力の低下は，噛む機能，飲み込む機能に加えて，話す機能に影響を与えます．

唾液の減少 (図2-②)

唾液は，噛んだ後の食べ物に湿り気を与え，まとまりやすく変化させるのに必須です．また，食べ物の味を含んだ物質を，味を感じる細胞(味蕾)に届けるのは，唾液の役目です．唾液の分泌量は，加齢そのものでは大さく変化しないといわれています．しかし，高齢者が服用している薬の多くは唾液の分泌を妨げる作用をもっています．特に「多剤服用患者」とよばれる，多くの薬を飲んでいる高齢者では，唾液分泌が薬の影響を受けている場合が多くなります．

喪失歯の増加 (図2-③)

現在，80歳で20本の歯を有する人の割合は，50%を超えているといわれています．しかしながら，いまだに残りの50%の人は歯を喪失し，義歯などの補綴装置を使うことで口腔機能を保っているといえます．しかし，**義歯による咀嚼機能の回復には限界があり，咀嚼機能の面では天然歯の有意性は揺るぎません．**つまり，喪失歯の増加は咀嚼機能の低下につながるといえます．

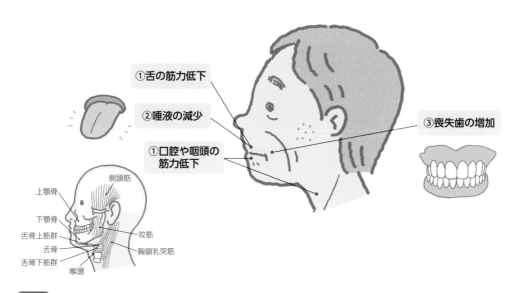

① 舌の筋力低下
② 唾液の減少
① 口腔や咽頭の筋力低下
③ 喪失歯の増加

側頭筋
上顎骨
下顎骨
舌骨上筋群
舌骨
舌骨下筋群
喉頭
咬筋
胸鎖乳突筋

図2 高齢期にみられる口腔機能の変化

わかる

口腔機能が低下することによる問題

摂食嚥下障害

　高齢になると，加齢による機能の低下に加えて，複数の全身疾患をもっていたり，多種多様な薬を服用していたりするため，摂食嚥下障害になる危険性が非常に高まります（表1）．**高齢者に多い嚥下障害の症状としては，咀嚼ができない，食べこぼし，嚥下反射が遅**くなる，食道の入口の開きが悪くなる，飲み込むのに時間がかかる，唾液が少なくなる，むせたときに咳をすることが下手になる，などがあります．また，摂食嚥下機能に影響を及ぼす副作用がある服用薬として，アトロピンなどの抗コリン薬，三環系抗うつ薬，抗てんかん薬などがあり，注意が必要です（表2）．

表1　摂食嚥下障害をきたす全身疾患[1]

解剖学的問題 （静的問題）	**口腔・咽頭病変** 　口腔・咽頭腫瘍 　口腔・咽頭部術後 　炎症（扁桃炎，扁桃周囲膿瘍，喉頭蓋炎，咽後膿瘍，咽頭・喉頭結核など） 　咽喉頭異物 　Plummer-Vinson症候群 **口腔・咽頭外病変** 　頸椎骨棘による圧迫（Forestier病） 　甲状腺腫による圧迫
生理学的問題 （動的問題）	**中枢神経障害** 　脳血管障害（特に多発性脳血管障害，脳幹部病変） 　変性疾患（筋萎縮性側索硬化症，Parkinson病，Wilson病など） 　炎症性疾患（多発性硬化症，脳炎，急性灰白髄炎など） 　中枢神経系腫瘍（特に脳幹部腫瘍） 　外傷脳損傷 　中毒性疾患 　脊髄空洞症 　脊髄癆 **末梢神経障害** 　多発性脳神経炎，ニューロパチー（ジフテリア後麻痺，ボツリヌス中毒など） 　脳神経腫瘍 　外傷性脳神経損傷 **神経筋接合部疾患，筋疾患** 　重症筋無力症 　筋ジストロフィー（眼咽頭筋ジストロフィー，筋緊張性ジストロフィー） 　多発性筋炎 　代謝性筋疾患（甲状腺ミオパチー，糖尿病性ミオパチー，アルコールミオパチー） 　アミロイドーシス **心因性障害** 　転換型ヒステリー

表2 摂食嚥下機能に影響を与える薬[1]

摂食嚥下機能への影響	薬効分類等	一般名
意識レベルや注意力を低下させる薬剤	抗不安薬・催眠薬	ジアゼパム，トリアゾラム，ゾルピデム
	抗うつ薬	
	三環系抗うつ薬	イミプラミン，アミトリプチリン
	選択的セロトニン再取り込み阻害薬(SSRI)	フルボキサミン，パロキセチン
	抗精神病薬	
	定型抗精神病薬	ハロペリドール，クロルプロマジン
	非定型抗精神病薬	リスペリドン，オランザピン
	抗てんかん薬	フェニトイン，バルプロ酸ナトリウム
	第一世代抗ヒスタミン薬	クロルフェニラミン，ジフェンヒドラミン
	中枢性筋弛緩薬	チザニジン，バクロフェン
唾液分泌低下(口腔乾燥)を起こす薬剤	末梢性抗コリン薬	アトロピン，臭化ブチルスコポラミン，臭化オキシトロピウム
	中枢性抗コリン薬	トリヘキシフェニジル
	三環系抗うつ薬，定型抗精神病薬	同　上
	第一世代抗ヒスタミン薬	同　上
	利尿薬	フロセミド
運動機能を障害する薬剤	1) 錐体外路症状	
	定型抗精神病薬	フロセミド
	制吐薬	メトクロプラミド，ドンペリドン
	消化性潰瘍治療薬	スルピリド，クレボプリド
	2) 筋力低下	
	骨格筋弛緩薬	ダントロレン，チザニジン，バクロフェン
	抗不安薬・催眠薬	同　上
粘膜障害を起こす薬剤	非ステロイド系抗炎症薬	インドメタシン，イブプロフェン
	抗菌薬	ドキシサイクリン
	抗悪性腫瘍薬	5-フルオロウラシル(5-FU)，シクロホスファミド
	骨粗鬆症治療薬	アレンドロン酸ナトリウム

わかる

誤嚥

　声帯を越えて気管内に唾液や食べ物が侵入することを「誤嚥」といいます(図4-①)．声帯を越えなくても喉頭内にこれらが入り込んでしまった際には，「喉頭侵入」といいます(図4-②)．食べ物や唾液が誤嚥や喉頭侵入を示すと，それを喀出するために咳嗽反射が起こり，「むせ込み」がみられます．ですから「むせ」がみられた際には，誤嚥や喉頭侵入を起こしていると考えて間違いありません．一方で，誤嚥してもむせず，睡眠中に無自覚に唾液とともに細菌が気管や肺に入る場合もあり，「むせなし誤嚥(不顕性誤嚥)」とよばれています(図5)．

窒息（図6）

　「窒息」とは，空気の道である気道，すなわち口から咽頭，喉頭，気管にかけての道に食べ物が詰まり，呼吸ができなくなったことを指します．この窒息は，命の危険に直結するために注意が必要です．窒息事故は，さまざまな食品によって起こります．死亡に至った窒息事故の原因食品を消費者庁の報告からみてみると，1位である「餅」についで，「米飯」「パン」「肉」「魚介類」と続き，われわれ日本人が普段から食べている食品が並びます[2]．特に嚥下機能が低下した高齢者においては，窒息への配慮が必要です．

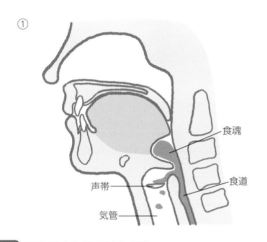
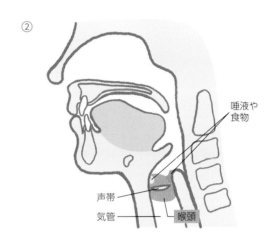

図4　誤嚥（①）と喉頭侵入（②）

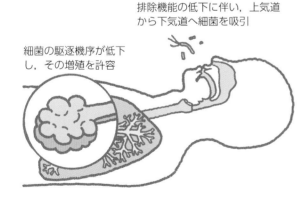

図5　不顕性誤嚥

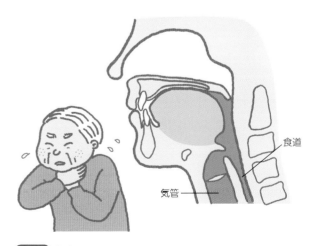

図6　窒息

咽頭，喉頭，気管にかけて食べ物が詰まり，呼吸ができなくなっている

脱水・低栄養（図7）

　私たちが1日に食べたり飲んだりしている食事やお茶の量を想像してみてください．3度の食事に加えて，おやつや夜食，紅茶やコーヒーなどを頻繁に摂取していると結構な量になることがわかります．1日分を並べれば，テーブルいっぱいになるような量です．一方，摂食嚥下障害がある人では，十分な食事を摂ることが難しくなれば，当然「低栄養（栄養障害）」に陥ります．

　「嚥下障害の人はスプーン1杯の水で溺れる」という言葉があります．通常，水というと誰しも飲みやすいものと思いがちです．しかし，嚥下障害の人にとって，水は動きが速く口腔内でバラバラに広がることから，もっとも誤嚥をしやすく，飲みにくいものなのです．水は，私たちが生きていくために毎日摂取しなければならない重要なものです．嚥下障害になり，水やお茶，みそ汁などの水分を摂るときにむせるようになると，知らず知らずのうちに摂取量が減少し，「脱水」につながります．

食べる楽しみの消失

　「生きるために食べよ，食べるために生きるな」──．ギリシアの哲学者・ソクラテスの名言としていまも残るこの言葉は，日々，忙しく働く私たちにも教訓を与えてくれます．しかし，「食べることは生きることである」ことも事実で，特に摂食嚥下障害患者さんにとっては，食べることが制限されるなか，「食事を楽しめない人生なんて！」と思うのも無理はありません．**食べるものに制限があっても，食べる楽しみを味わってもらえるような支援を継続することが必要です．**

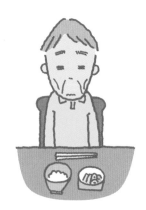

図7 脱水と低栄養
摂食嚥下障害があると，水分や食事を十分に摂れずに脱水や低栄養に陥る

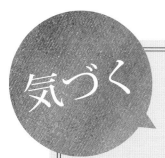

気づく

① 高齢者が診療室に来院したら，ここをチェックしよう！

菊谷　武

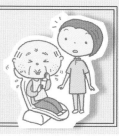

■ 入室時のチェックポイント

　患者さんの口腔機能の評価は，ユニットへの入室時から始まっています．やせの状態や歩き方，表情などから患者さんの変化を察知しましょう！

✔ Check Point

□歩き方がおかしくないか？
　（歩き方，歩く速さ）

□表情はどうか？
　（無表情，顔面の麻痺）

□声・話し方はおかしくないか？
　（話し方のスピード，声の質）

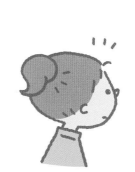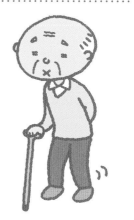

歩行状態の観察

　「田中さん．お入りください」——．診療室から待合室に，初診の患者さんを呼ぶ声がします．しかし，いくら待っても患者さんは診療室に現れません．しびれを切らした歯科衛生士は，待合室をのぞきに行きました．田中さんと思われる患者さんが，図1〜3のような格好で，診療室のドアに向かってきました．さて，たしかに歩くことができているこの患者さんですが，今後の診療を進めるにあたり，どのようなことに気をつけなければならないのでしょう？　また，口腔機能に問題はないのでしょうか？

1) 分回し歩行 (痙性麻痺，図1)

　手足にみられる，筋の強いこわばりからくる独特の歩行です．腕は体側に強く屈曲し，足は突っ張るように伸びています．健康側で杖をつきながら，足を横に振り回しながら歩きます．脳梗塞の後遺症などでみられ，一般の診療室に来院される患者さんのなかでも比較的よく見かける歩き方です．当然，脳梗塞の後遺症

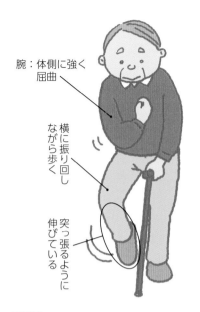

腕：体側に強く屈曲

横に振り回しながら歩く

突っ張るように伸びている

図1 分回し歩行

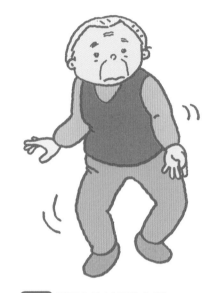

図2 酩酊歩行（失調性歩行）

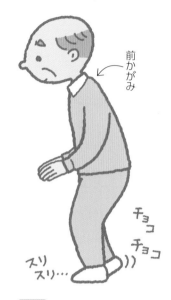

前かがみ

チョコチョコ

スリスリ…

図3 すり足歩行

として，顔面や口腔内にも運動麻痺がみられるかもしれません．

2) 酩酊歩行（図2）

酔っ払ったように，または，ちょっとスムーズさに欠け，ロボットの歩行のようにみえるこの歩き方は，失調性歩行ともいわれます．身体の姿勢の保持や運動の調整は小脳によって行われますが，この働きに問題が起こると，このようなスムーズさに欠ける動きになります．このような患者さんでは，歯ブラシを使用するときや義歯の取り外しをしようとするときに問題が起こるかもしれません．

3) すり足歩行（図3）

前かがみのまま足がすくんでしまって動きだせなかったり，足を床にすりつけながらちょこちょこ歩いたりする様子がみられます．パーキンソン病でみられる症状です．口や舌にも細かい震えがみられることがあり，動作が著しくゆっくりになります．筋肉の緊張が強い場合は，動作時にがくがくと動くようなこともあります．

顔の表情

1) 仮面様顔貌（Masked Face，図4）

表情をつくる筋肉に筋力がなくなると，表情がなくなり，あたかも仮面をかぶったような無表情な顔にみえることがあります．これは，パーキンソン病やそれに関連した病気にみられる症状です．また，認知症を呈する病気や抑うつ状態を呈する病気においてもみられることがあります．

2) 表情筋（顔面神経）の麻痺（図5, 6）

表情筋を支配する顔面神経の麻痺などによって顔の左右差がみられ，片側の唇が閉じられなかったり，口を動かすと横に強く引っぱられてしまったりします．特に顔の下半分に現れることが多く，口角下垂や鼻唇溝が浅くなるなどの症状もみられます．神経の障害部位によっては，顔面の上部にも麻痺が起こり，閉眼ができなくなる，前額部のしわの消失などもみられます．脳梗塞などの脳血管障害や頭部への外傷などによって起こります．

気づく

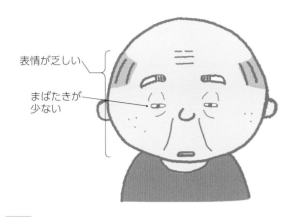

表情が乏しい

まばたきが少ない

図4　仮面様顔貌

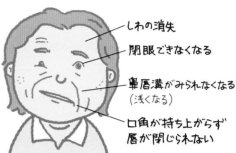

健康側　　　麻痺側

しわの消失

閉眼できなくなる

鼻唇溝がみられなくなる（浅くなる）

口角が持ち上がらず唇が閉じられない

図5　表情筋（顔面神経）の麻痺

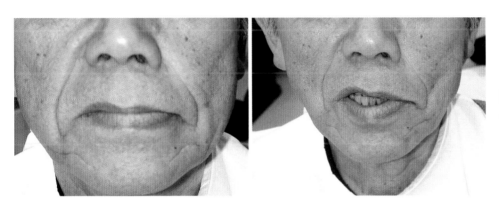

図6　安静時に見てとれる左口角の下垂

口角の横引きを指示するとさらに左側の運動麻痺が強調された．内科受診を勧めたところ，脳梗塞が発見された

Ch. 2

声

1）話し方がゆっくりで，声が大きくなったり小さくなったりする（図7）

先に述べた失調性の運動障害があると，話し方もスムーズさに欠け，とぎれとぎれになったり，声が急に大きくなったり小さくなったりします．

2）がらがら声（痰がからんだような声，図8）

いつも痰がからんでいるような声をされている場合は，咽頭に自分の唾液が溜まっているのかもしれません．そのような場合は，声を出すたびに喉で唾液が泡立ち，がらがらした声になります．嚥下機能が低下す

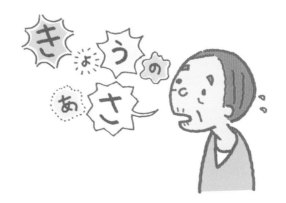

きょうのあさ

図7　話し方がゆっくりで，声が大きくなったり小さくなったりする

ると，自分の唾液を飲むことが十分にできなくなり，唾液が咽頭に残ります．

3) 鼻にかかったような声 (図9)

このような患者さんでは，声を出すときに声が鼻から抜けてしまっているのかもしれません．通常，声を出すときは軟口蓋によって鼻咽腔を閉鎖し，鼻腔と咽頭を分ける口と咽頭のルートを開放します (図10)．これにより，口から声が出るのですが，閉鎖がうまくいかないと鼻から声が抜けてしまいます．鼻咽腔閉鎖不全は，咀嚼や嚥下の際にも大きな影響が出る問題で，誤嚥の原因にもなり，うがいが上手にできないことにもつながります．

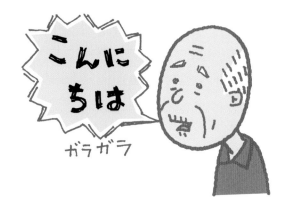

図8 がらがら声（痰がからんだような声）

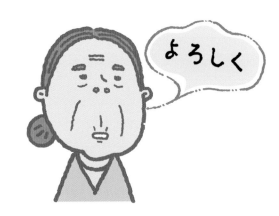

図9 鼻にかかったような声

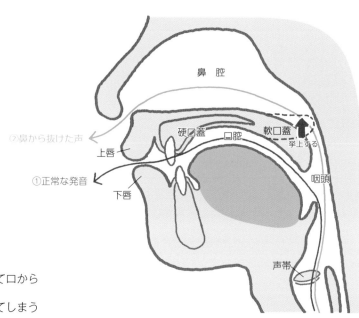

図10 発声のしくみ
①声帯が震えて発声され，舌や唇で音が加工されて口から発せられる
②軟口蓋の挙上が十分でないと，鼻から声が抜けてしまう

口腔内のチェックポイント（日常臨床から）

日常臨床のなかでも，すこし気にしてみていると，口腔機能の低下を疑うさまざまな状態をみてとることができます．

✔ Check Point

□唇や頬，舌を噛んでいないか？
　（本人がそれに気づいているか？）

□口腔または義歯の片側や口蓋部
　分にのみ食物残渣やプラークが
　付着していないか？

□診療中にむせていないか？

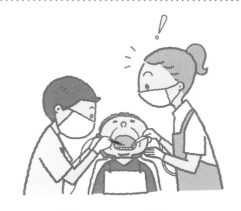

唇や頬，舌を噛む（図11，12）

私たちも，食事中に思わず唇や頬，舌を噛むことを経験します．しかし，それが頻繁になったり，大きな傷（潰瘍など）をつくったりすると，患者さんは皆さんに相談するでしょう．たとえば，新しい義歯を使い

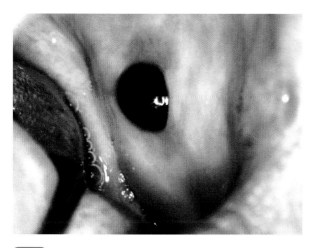

図11 80歳代，女性．強く頬の内側を噛み，血腫をつくってしまった症例
脳梗塞による感覚麻痺のために，指摘されるまでに気づいていなかった

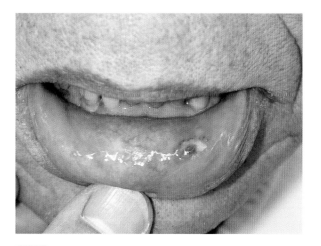

図12 70歳代，男性．口唇の内側を噛み，潰瘍ができた症例
3週間前よりたびたび口唇の同じところを噛むようになり，これまでこんなことはなかったと訴えた患者さん．その後，内科検診により脳梗塞による麻痺が原因であることが判明した

はじめた直後なら，義歯の扱いに慣れていないのかもしれませんし，義歯の形態が悪いのかもしれません．

通常，話したり，食べたりしている最中は，舌や頬は巧みに動き，下顎の動きにも合わせながら協調します．しかし，これらの器官が協調して動くことが難しくなると，頬を噛んでしまったり，舌を噛んでしまったりします．また，舌や頬に感覚の麻痺が現れているときは，噛んでしまってもわかりませんので，その傷は大きくなります（図11，12）．麻酔をした小児の患者さんの保護者に「唇や頬を噛むことがあるので注意してあげてください」なんてアドバイスしていますよね．まさに，あの状態が起こっているのです．

口腔または義歯の片側や口蓋部分にのみ食物残渣やプラークが付着している（図13〜17）

流れの速い川はきれいでも，すこし流れの遅い川は，落ち葉やらペットボトルなどのゴミやらで澱んでいることがあります．口腔もこれと同じで，噛むとき，話すときに十分に口が動いている場合，口は自浄作用によりある程度きれいなままに保たれます．しかし，麻痺などがあって動かない部位があると，食渣やプラークが付着してきます．舌が動かなければ，舌の上や口蓋に食渣などが溜まり，頬が動かなければ，口腔前庭部や歯の側面が汚れてきます．

また，分泌された唾液が口の中を流れ，ある程度溜まったところでゴクンと飲み込むことによっても，口の中の清潔が保たれています．そのため，唾液分泌が不十分な場合にも口は著しく汚れてきます．

診療中にむせる

診療中に頻繁に「うがいをさせてくれ」と苦しそうにされたり，むせこんでしまったりする患者さんはい

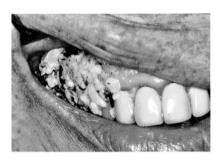

図13 70代，女性．ご飯粒を大量に付着させてきた症例

車椅子で来院し，右手，右足に麻痺がみられた

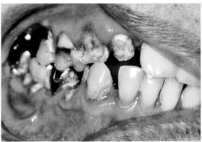

図14 70代，女性．麻痺側に多くの齲蝕が認められた症例（右麻痺患者）

齲蝕リスクの高い歯冠の咬合面や歯頸部ではなく，平滑面から齲蝕になっているところに異常さを感じてほしい

図15 口腔前庭への食渣停滞

上唇をめくると大量の食物残渣がみられた．口唇の動きが悪い患者さんの典型的な例である

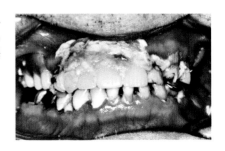

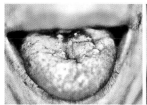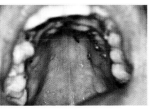

図16 舌苔と舌上に食物残渣が認められた症例
口蓋にも食物残渣が認められた．舌機能が低下している典型的な症例である

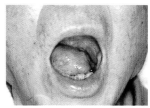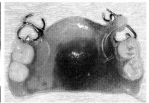

図17 義歯の着色
舌の左側に麻痺と萎縮がみられた．義歯の左側の着色からは，つねに汚れが付着していたことが予想される

ませんか？（図18）　歯科診療中に，私たちは，タービンやスケーラーから噴射される大量の水や，分泌されてくる自分の唾液を口の中に溜めてもらうように患者さんに強いています．もちろん，排唾管やバキュームを用いて吸引していますが，完全に取れているわけではありません．

　通常，口腔内に水分を溜めるためには，舌の後方を押し上げ軟口蓋と接触させることで，口腔と咽頭を遮断（舌口蓋閉鎖）する必要があります（図19-①）．一方で，口腔機能が低下すると，この舌口蓋閉鎖があまくなり，水などが咽頭内に流れ込みます（図19-②）．これにより，患者さんは苦しい思いをして，ときとし

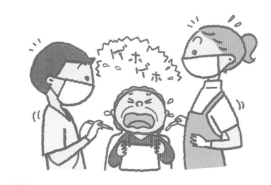

図18 診療中のむせ

てむせてしまうのです．つまり，**むせてしまう患者さんの口腔機能は低下している**といえます．

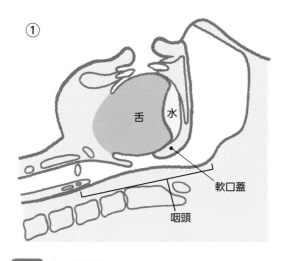

① 舌　水　軟口蓋　咽頭

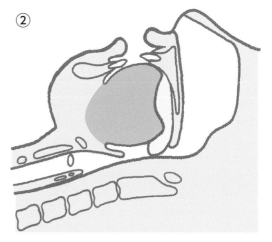

②

図19 舌口蓋閉鎖
①軟口蓋と舌がしっかり閉じ口腔と咽頭を遮断している
②軟口蓋と舌の閉鎖があまく，水が咽頭流入している．水分や歯科器具，修復・補綴物などの誤嚥・誤飲のリスクが高まっている

これらの患者さんは，水だけでなく，手を滑らせて口腔内に落としてしまった小器具 (リーマー，ファイルなど)，修復物や補綴物 (インレーやクラウン) などをとっさに口の中で保持する能力に欠け，誤飲 (異物が食道，胃に飲み込まれてしまうこと) や誤嚥 (気管や肺に入ること) 事故につながるおそれがあります．また，印象採得の際に，咽頭内に印象材が流れ込んでしまうことで，窒息のリスクさえあるのです (図20，21)．

長年通ってくれている患者さんにこのような徴候がみられたときは，**簡単なトレーニングや口腔機能向上のためのアドバイスをしてあげるとよいでしょう** (p.61〜参照)．特に，舌と軟口蓋を鍛えるトレーニングが有効です．

また，患者さんにとって楽で安全な診療を行うためには，体位の工夫が重要です．ユニットをすこし起こして，ヘッドレストを立て，頸部を前屈ぎみにすると，舌口蓋閉鎖が容易になり水を口に溜めやすくなります (図22)．**診療中のむせを見逃さず，患者さんの安全を守ることが重要です．**

図20 **印象材の咽頭流入**
撤去後の印象材．咽頭に流入した痕跡が認められる

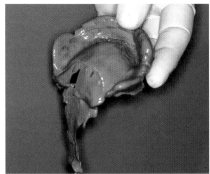 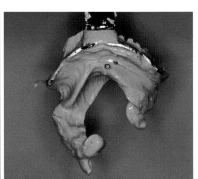

図21 **抜去歯の咽頭落下**
内視鏡にて咽頭内に落下した抜去歯が確認された

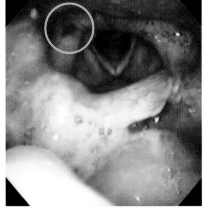 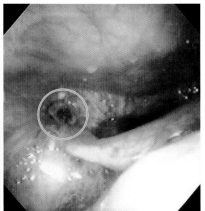

図22 **誤嚥させにくいポジショニング**
頭部を前屈することにより，咽頭と気管に角度がついて誤嚥しにくくなる

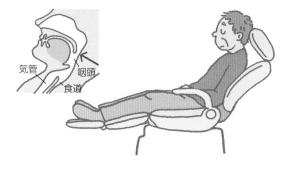

気管　咽頭　食道

② 口腔機能の評価の方法を知ろう

菊谷　武

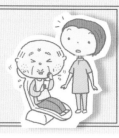

　上手に咀嚼するためには，しっかりした咬合支持が備わっていることと，舌や下顎が巧みに動くことが必要です．つまり，咀嚼障害の原因には，歯の欠損や義歯の不適合などが原因となる**「器質性咀嚼障害」**と，舌や口唇，下顎などの運動障害（麻痺や運動失調）による**「運動障害性咀嚼障害」**があるといえます（p.12参照）.

　一般に，歯科診療室を訪れる患者さんが咀嚼障害を訴えたときは，前者の原因が主となります．診療室に訪れる患者さんは，交通機関などを乗り継いでみずから来院し，呼び出しに従って歯科ユニットに座り，歯科医師や歯科衛生士の指示に従って口を開いたり，閉じたりすることができます．さらにいえば，自分の主訴をよどみなく訴えることができます．要するに，"身体も動く，口も動く"患者さんです．

　しかしよく観察すると，そんな患者さんのなかにも，加齢とともに，または全身の運動機能を低下させる疾患によって口腔の運動機能が低下している方が実は多くいらっしゃるのです．診療室に来院した患者さんの様子から全身の運動障害を確認する方法は前項（p.53〜参照）で解説しました．本稿では，咀嚼に欠かせない口腔機能をどのように評価すればよいのかを紹介しましょう．

舌・口唇の基本的な評価

　咀嚼運動は，「運動範囲」「運動の力」「巧緻性」「速さ」という4つの要素に分けて考えることができます．いずれの機能も上手に咀嚼するために必要なものです．

　咀嚼するためには，ある一定の運動範囲で舌や下顎が動く必要があります．捕食時に舌は前歯を越えて食べ物を迎え入れるために突出し，食べ物を歯の咀嚼面に移動したり咽頭に送り込んだりするために，一定の範囲において，十分な力で運動します（p.46, 47参照）．一方で，咀嚼の際には，口腔内で食べ物を巧みに動かす必要があり，舌や口唇の巧緻性も要求されま

す．また，十分な量の食事を摂るためには運動の持久力も必要となるでしょう．また，舌や口唇だけが勝手に動くのでなく，**舌や口唇，頬，下顎が協調性をもってお互いに連動してこそ咀嚼は成り立つ**のです．以下に，舌と口唇の運動範囲，巧緻性や速さ，力強さを評価するための方法を紹介します．診療室で口腔機能が低下している可能性に気づいたら，このような評価方法を取り入れてみましょう．そのうえで，口腔機能の低下の徴候が認められたら摂食嚥下リハビリテーション（p.67〜参照）を取り入れることを検討します．

①舌の評価

運動範囲

①舌が歯や口唇を超えて突出できるか？
②舌で左右の口角に触れられるか？

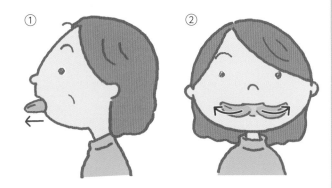

舌の運動範囲の評価

巧緻性・速さ

・「タタタ」とタ音を繰り返してもらう
　（10秒間に60回以上言えるか？）
・「カカカ」とカ音を繰り返してもらう
　（10秒間に60回以上言えるか？）

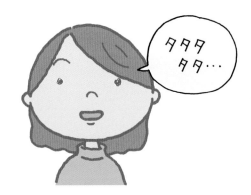

舌の巧緻性の評価

力強さ

・強く舌打ちをしてもらう
　（大きな音で舌打ちができるか？）

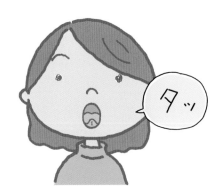

舌の力強さの評価

②口唇の評価

運動範囲

・左右に口角を引くことができるか？
　（左右均等に引くことができるか？）

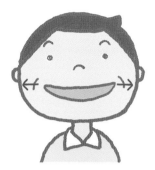

口唇の運動範囲の評価

巧緻性・速さ

・口唇の横引きと突出を早く繰り返すことができるか？

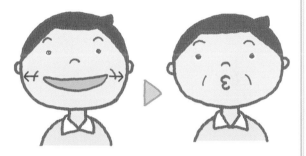

口唇の巧緻性の評価

力強さ

・左右の口角を力強く引くことができるか？
・口を強くすぼめながら口唇を突出できるか？

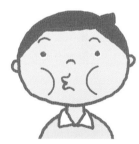

口唇の力強さの評価

力強さと巧緻性

・左の頬に空気を溜めて膨らませ，その後，左右交互にすばやく空気を溜めて頬を膨らませることができるか？

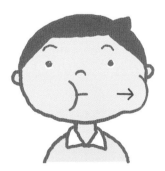

口唇の力強さと巧緻性の評価

Ch.
2

■ 口腔機能のスクリーニングテスト

以下ではさまざまな口腔機能のスクリーニングテストを解説します

①舌の反復運動テスト（オーラル・ディアドコキネシス）

方法

・「パ」，「タ」，「カ」，「パタカ」をそれぞれできるだけ早く，10秒間繰り返して発音し，1秒あたりの音の回数を調べます．

目的

・「パ」では口唇の運動，「タ」では舌の先の運動，「カ」では舌の後方部の挙上運動がそれぞれどの程度連続してできるかを評価します．「パタカ」では口唇から舌の後方部までの連続動作を評価することができます．

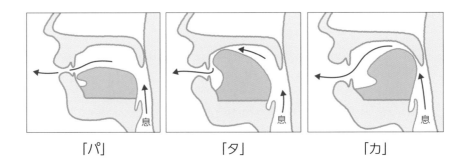

「パ」　　　　　　「タ」　　　　　　「カ」

判定基準

・健常成人の平均値は，「パ」6.78回，「タ」7.36回，「カ」6.68回，「パタカ」2.20回です．
・だいたい6回できれば合格です．

②反復唾液嚥下テスト（Repetitive Saliva Swallowing Test：RSST）

方法

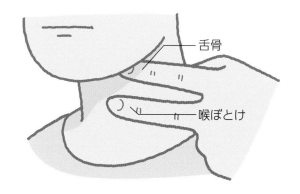

・人差し指で舌骨，中指で甲状軟骨を触知し，30秒間に何回空嚥下ができるかをカウントします．

・「できるだけ多く“ごっくん”と飲み込むことを繰り返してください」と説明します．

・喉頭隆起（喉ぼとけ）と舌骨は，嚥下運動に伴って指腹を乗り越えて上前方に移動し，元の位置に戻ります．この下降運動を確認し嚥下完了と判断します．

注意点

・口渇が強い場合は口腔内を湿らせて行います．

・認知機能の低下した患者さん，認知症などで指示が理解できない患者さん，広範囲な頸部郭清術後の患者さん，喉頭挙上術後の患者さんなどでは適応となりません．

・嚥下障害のある患者さんでは1回目の嚥下運動はスムーズに行えるものの，2回目以降，喉頭挙上が完了せず，喉頭隆起・舌骨が上前方に十分移動しないまま途中で下降してしまうことに注意します．

目的

・喉頭挙上の動きを観察することにより，自分の意志での嚥下の繰り返し能力をみます．

判定基準

・30秒間に3回できれば正常とします．

③改訂水飲みテスト (Modified Water Swallowing Test：MWST)

方法

・冷水3mLを口腔底に注ぎ，嚥下をするように指示します．嚥下後，「判定基準」で4点以上であればさらに2回嚥下してもらい，もっとも悪い点数で評価します．

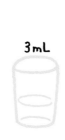
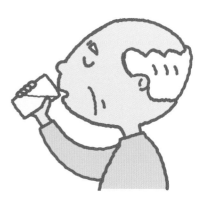

3mL

判定基準

1点：嚥下なし，むせるand/or呼吸切迫	
2点：嚥下あり，呼吸切迫 (不顕性誤嚥の疑い)	
3点：嚥下あり，呼吸良好，むせるand/or湿性嗄声	
4点：嚥下あり，呼吸良好，むせない	
5点：4に加え，反復嚥下が30秒間に2回可能	

＊4点以上なら3回施行し，もっとも悪い嚥下を評価する(3点以下であれば終了)

注意点

・実施前に全身状態と口腔内状況を確認します．

・咽頭への流入を防ぐため，舌背ではなく口腔底に注ぐように注意します．

・視診による喉頭挙上や聴診による嚥下音の確認など，他覚的に嚥下を確認できた場合のみ「嚥下あり」とします．

・呼吸数の変化，喘鳴，呼吸音の変化・減弱，SpO$_2$の有意な低下など，誤嚥を疑わせるような呼吸状態の変化がある場合は不顕性誤嚥の疑いがあるため注意します．

・冷水をほとんど吐き出してしまった場合は判定不能とします．

・判定不能となった場合は，再び最初からテストを行います (最大2回)．この場合，被験者の状態を十分観察し，誤嚥のリスクがあると判断した場合はすみやかに中止して適当な処置を行います．

目的

・口唇閉鎖，嚥下反射誘発の有無，水分誤嚥を判定できます．

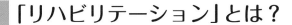

① 摂食嚥下リハビリテーションの基本

菊谷　武

「リハビリテーション」とは？

　ここでは，食べることを支えるために行うリハビリテーションについて解説しましょう．一般に「リハビリテーション」というと，負荷訓練 (レジスタンス訓練，図1-①) など「筋力向上や機能回復のためのトレーニング」というイメージがあるかもしれません．

　けれどもリハビリテーションには，回復が不可能な部分をあらかじめ予想したうえで，「他の方法で補う」「環境を変えることによって本人の能力を引き出す」といったことも含まれます．たとえば，能力を補う方法としては，咀嚼機能が十分に回復しない人に弱い咀嚼力でも食べることができる食事を提案することなどがあげられます．また，周囲への働きかけの例としてそのような食事が提供できるよう家族への指導を行ったり (図1-②)，そのような食事を出してもらえる環境が整っているデイサービスセンターやレストランを探して紹介する支援 (図1-③，図2) も「リハビリテーション」の1つです．

　また，安全に食べられるための姿勢の指導や食器の紹介などもすべて，「リハビリテーション」の範囲に入ります (図1-④)．つまり，**咀嚼障害，嚥下障害をもった人が，安全に食事をしつづけるための支援全般をリハビリテーションというのです．**

　次のページから，咀嚼機能，嚥下機能にかかわる口腔器官の訓練について解説します．トレーニングの目的を明確にし，そのとき何のトレーニングをしているかを患者さんに自覚してもらうほうが高い効果が得られます．

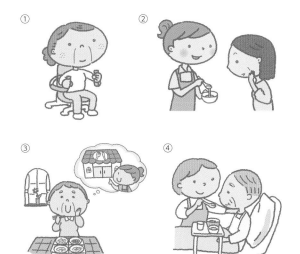

図1　さまざまなリハビリテーション
①機能回復のための筋力トレーニング，②家族に対する介護食の調理方法の指導，③介護食を提供するレストランの紹介，④安全に食べられる姿勢の指導

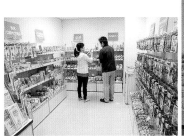
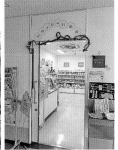

図2　介護食ショップ「食のサポートステーション はつらつ」
日本歯科大学口腔リハビリテーション多摩クリニックには，ヘルシーネットワークの介護食を扱うショップ「食のサポートステーションはつらつ」がある．利用者の摂食嚥下機能に合わせられるよう常時200～300種類の食品が置かれ，クリニックの患者ばかりでなく地域の住民や介護・看護関係者も気軽に利用することができる．

Ch.
2

咀嚼機能にかかわるトレーニング

①舌の運動のトレーニング

目的：舌の運動範囲を改善する

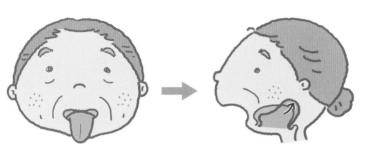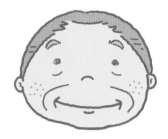

舌を前方に大きく突出させた後，しっかり後退させる

口角を横に引く

Point 以上の運動を，ゆっくり，しっかり行うように指導します

②舌の巧緻性，運動速度のトレーニング

目的：舌を巧みに，すばやく動かせるようにする

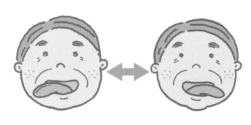

舌を口角の左右に交互につける運動を，できる
だけ速く繰り返すよう指示する

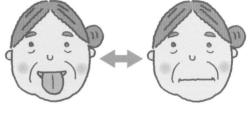

舌の突出と後退を，交互にできるだけ速く繰り
返すよう指示する

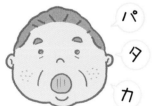

パ
タ
カ

「パタカ，パタカ，パタカ」
を繰り返し発音させる

Point 鏡などをみて確認をしながら訓練を
行うと効果があがることを伝えます

対応する

③咀嚼のトレーニング

目的：口の中で食べ物を取り回す巧みな動きを鍛える

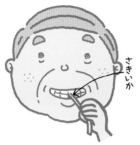
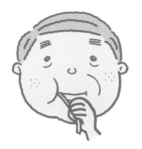

トレーニングに用いるさきいかなどの食品を一部口腔内に入れる

舌で臼歯の上にもっていき，軽く噛んだら舌で反対側の臼歯の上にもっていく

※さきいかなど，容易に唾液で溶けず，なかなか噛み切れない食品を使用します

Point　手でさきいかを誘導せず，舌と唇だけで動かすように指示します

④舌・頬・口唇の力強さと持久力のトレーニング

目的：舌の力強さや持久力を鍛える

舌

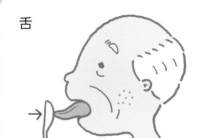
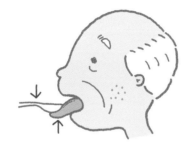
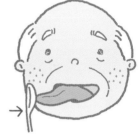

舌を前に突出させ，舌圧子やスプーンで抵抗をかける

舌全体を上に持ち上げるように指示し，舌圧子やスプーンで抵抗をかける

舌を左右の口角につけるように指示し，舌圧子やスプーンで抵抗をかける

頬

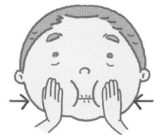

頬を膨らますように指示し，それに抵抗して両手で頬を押す．押す力が負荷となる

口唇

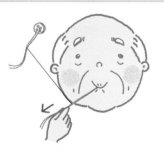

上下口唇の間に糸をつけたボタンを入れ引っ張る．抵抗の大きさは口唇の閉鎖の様子を見て調節する

Point　いずれも力強さの向上を目的にするときは負荷を大きめに，持久力の向上では負荷を小さめに設定します

⑤「ペコぱんだ」（ジェイ・エム・エス）を用いた舌の筋力・
　持久力のトレーニング（図3）
　目的：舌の筋力を向上させる訓練

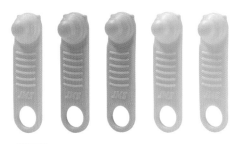

図3 舌筋力訓練用器具「ペコぱんだ」（ジェイ・エム・エス）

「きわめて軟らかめ」「軟らかめ」「やや軟らか
め」「普通」「硬め」の5種類があり，それぞれ，
5，10，15，20，30kPaで押しつぶせる
ように設定されている

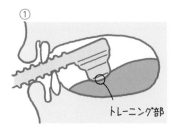 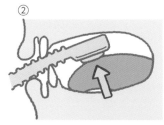

トレーニング部

①器具のトレーニング部を舌
　の上に乗せ，位置を決めて
　から歯でくわえる

②舌でトレーニング部を口蓋
　に押し上げる（突起部がつ
　ぶれると小さく"ペコッ"
　と音がするようになってお
　り，訓練の確認が可能）

	目安	Point
筋力の向上	5回×3セットを1日3回	何とかつぶせる硬さのものを選択します
持久力の向上	10回×3セットを1日3回	簡単につぶせる硬さのものを選択します

対応する

　筋力を向上させるには，筋肉に一定の負荷をかけな
ければなりません．「ペコぱんだ」（ジェイ・エム・エ
ス）は，その負荷の調節が可能な器具であり，これを
用いて訓練を行います．一般に，筋力強化を目的とす
る場合には，筋肉に高い負荷をかけ，かつ少ない回数
で訓練を行い，セット間に十分な休息時間をとること
が推奨されています．そのため，負荷は最大筋力の約
85％以上で設定するとよいと言われ，繰り返す回数
は，6回以下に設定します．「ペコぱんだ」を用いた本
訓練においては，本来であれば，あらかじめ「舌圧計」
を用いて患者さんの舌の最大筋力を測定する必要があ
りますが，舌圧が測定できないときは，各器具を実際
に舌で押すことでだいたいの舌圧が測定可能です．こ

の結果をもとに器具の種類を選択し，目安を参考に訓
練回数を決定します．具体的には，弱い力でも押しつ
ぶすことが可能な「きわめて軟らかめ」から始めて，
「軟らかめ」→「やや軟らかめ」→「普通」→「硬め」の順
に舌で押しつぶさせて，なんとか頑張って力を入れて
つぶせるものを選び，訓練に用います．診療室に来る
多くの患者さんは「軟らかめ」「やや軟らかめ」を利用
される方が多いでしょう．

　舌の持久力向上を目的とする場合は，簡単につぶせ
る硬さのものを選び，同様に訓練を行います．もし機
能の改善がみられた場合には，硬さを変更します．こ
れにより，患者さん個人に合ったテーラーメイドの訓
練が可能になります．

嚥下機能にかかわるリハビリテーション

①開口のトレーニング

目的：舌骨上筋の筋力トレーニングを行うことで，嚥下の際に必要な喉頭の挙上や食道入口部開大を促す

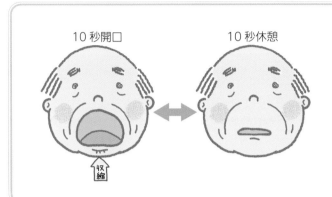

10秒開口　　10秒休憩

収縮

椅子に座るか横になり，体幹が安定した状態で口を最大限に開けると，顎の下の筋肉（舌骨上筋群）が強く収縮していることが意識できる．その状態を10秒間保持させて，10秒間休憩する

注意：顎関節症や顎関節脱臼のある患者さんには行わない

目安　5回で1セットとして，1日2セット行う

②前舌保持嚥下訓練

目的：嚥下の際に咽頭内で必要となる舌根部と咽頭壁の接触を強化し，咽頭収縮力を高める

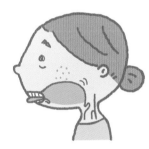

Point
舌を突出させる量が多いほど，嚥下すると負荷量が多くなります

目安
1日6〜8回×3セット

前方に突出させた舌を上下切歯で軽く保持し，そのままの状態で空嚥下をする

③嚥下おでこ体操

目的：舌骨上筋の筋力トレーニングを行うことで，嚥下の際に必要な喉頭の挙上や食道入口部開大を促す

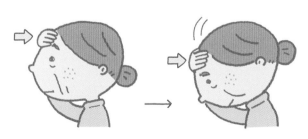

額に手を当てて抵抗を加える

おへそをのぞきこむように強く下を向く

Point 即時効果もあるため，食前に実施するとよいことを伝えます

注意：頸椎症や高血圧症の患者さんには推奨しない

目安
持続訓練：ゆっくり5つ数える間に1回行う
反復訓練：1から5まで数を唱えるのに合わせて下を向くように力を入れる動きを5回繰り返す

Ch.
2

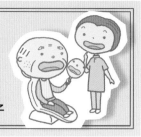

② 高齢者の栄養と食事・食形態

尾関麻衣子

　高齢者にとって「口から食べる」ことは生活の楽しみであり，生きがいでもあります．しかし，ときに食事という行為が命取りになってしまうこともあります．その原因の1つは，「本人の摂食嚥下機能に合わない食事をとること」です．食事中にむせ込みが生じたり，食事時間が長くなったりする場合，「食事が摂食嚥下機能に合っていない可能性」が考えられます．そして，これらの問題に対して何も対策を講じなければ，いずれは誤嚥性肺炎や窒息を引き起こしてしまうかもしれません．

　もう1点，機能に合わない食事をとることの弊害として，「食欲低下や偏食などによって食事量が減少し，低栄養（栄養失調）や脱水が生じてしまうこと」があげられます．高齢者は成人に比べて体内水分量が減少することから，もともと蓄えている水分量が少ないために脱水状態に陥りやすくなります．そのため，食欲不振や嚥下障害による水分摂取量の減少には注意が必要です．また，高齢者のなかには喉の渇きを感じづらくなっていたり，トイレに行くのが億劫で水分を控えてしまったりする方も少なからずいるため，心疾患などによる制限がない限り，季節に関係なく水分は十分に摂取する必要があります．

■ 低栄養

　「義歯が合わない」と訴えてきた80歳の男性Aさん．上下顎総義歯にしてから約10年経ち，診査した結果，義歯の問題はありません．「最近，うまく噛めなくなった気がする．噛んでも時間ばかりかかって，ときどき食べこぼすし，食べるのに疲れてしまう」とのことで，食欲がなくなり，食事を残すようになったそうです．一方で，「友人からスリムになった」と言われ，すこし喜んでいる様子．さて，この患者さんから何がわかるでしょうか？

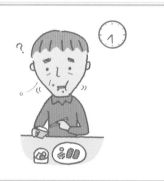

低栄養の問題点

　低栄養になると，体重や筋肉量が減少することでADL（日常生活動作：Activity of Daily Life）が低下し，寝たきり状態になってしまう可能性があります．また，免疫力が低下して風邪などの感染症に罹りやすくなったり，重症化して肺炎になったりするリスクが高くなります．誤嚥も肺炎のリスク要因ですが，栄養状態がよく，免疫力が低下していなければ，たとえ誤嚥をしても肺炎にまで至らない場合もあるのです．ほかにも，低栄養により褥瘡（床ずれ）ができたり，傷や病気の治りが遅くなったりします．

　低栄養は，特別なきっかけで生じるわけではなく，ちょっとした不注意で簡単に陥ってしまいます．たと

対応する

えば「歯が抜けた」「義歯が合わない」などは高齢者に容易に起こりうることですが，それがきっかけとなって歯ごたえのある食べ物を避けたり，食欲が低下したりすると，食事量が減少し，栄養バランスが偏ってきます．そのため必要な栄養量を確保できなくなり，低栄養状態に陥ってしまいます．

特に問題視されているのは，**PEM（Protein Energy Malnutrition）といわれる，タンパク質とエネルギー不足の低栄養状態**です．高齢になると肉類を敬遠しがちですが，その理由の1つに「噛みにくさ」「飲み込みにくさ」があります．肉や魚など筋肉のもととなるタンパク質を摂取して栄養状態を維持するためには，歯の治療だけでなく，肉や魚を食べやすくする工夫も考える必要があります．

低栄養のリスク評価（表1）

高齢者の栄養状態を評価するには，まずは体重（kg）を測ることから始まります．加えてBMI（体格指数：Body Mass Index）と体重減少率を算出します．BMIと体重減少率は，高齢者の低栄養のリスク評価を行う指標となります．BMIは「体重（kg）÷（身長（m）×身長（m））」で求められ，18.5〜25未満を標準とし，25以上は肥満，18.5未満をやせとしています．体重減少率は，「（通常体重（kg）−現体重（kg））÷通常体重（kg）×100」で求められ，どのくらいの期間で体重減少が起こったかによってリスクが異なります．診療室においても，高齢者の体重を把握することが必要でしょう．

また，MNA-SFを用いた評価も有用です（**図1**）．MNA-SFのスクリーニング項目には，BMI以外にも過去3カ月の食事量や体重の減少の有無，歩行や認知

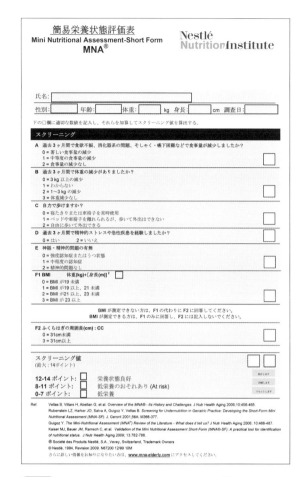

図1 MNA-SFのスクリーニング項目[10]

機能に関する評価が含まれ，6項目最大14ポイントで低栄養のリスク評価を行います．12〜14ポイントは「栄養状態良好」，8〜11ポイントは「低栄養のおそれあり（At risk）」，0〜7ポイントは「低栄養」となります．

低栄養または低栄養のおそれがある場合は，食事量や食事内容を見直し，栄養改善を図る必要があります．**リスクが低くても定期的に体重をモニタリングし，低栄養リスクの出現を見逃さないようにしましょう．**

表1 低栄養状態のリスク判断[1]

リスク分類	低リスク	中リスク	高リスク
BMI	18.5〜29.9	18.5未満	
体重減少率	変化なし（減少3%未満）	1カ月で3〜5%未満 3カ月で3〜7.5%未満 6カ月で3〜10%未満	1カ月で5%以上 3カ月で7.5%以上 6カ月で10%以上

高齢者の必要栄養量とは？

　高齢者が必要とする1日の栄養量はどのくらいでしょうか．**表2**は厚生労働省が示している日本人の食事摂取基準の一部です．18〜29歳の成人期と比較して，70歳以上では必要エネルギー量は減少します．これは，加齢による除脂肪組織（筋肉や骨など）が減少することで基礎代謝が低下するためです．しかし，タンパク質をはじめとするほかの栄養素は，同等量の摂取が必要であることがわかります．つまり，**高齢になっても，肉や魚の摂取量を若いときより減らす必要はない**ということです．

必要栄養量を確保する方法

　十分なエネルギー量とタンパク質量を摂取しないと，PEMとよばれる低栄養状態になること，また水分量の摂取不足は脱水を引き起こすことは冒頭で述べました．そこで，1日に必要なエネルギー量とタンパク質量，水分量を確保するためのポイントを以下にあげます．

①できるかぎり欠食をしない

　朝，昼，夕と規則正しく食事を摂るようにします．体調の悪いときや食欲のないときでも，レトルト食品や果物，デザート類をすこしでもいいので食べるほうがよいでしょう．体調の崩れをきっかけに欠食が慢性化することがありますが，そうなると摂取栄養量が不足しつづけてしまうことになります．

②間食を取り入れる，少量頻回食にする

　1回で1食分の量を食べられないという場合は，1日3食にこだわらず，間食を摂ったり，5食にするなど食事回数を増やしたりすることで，1日の必要量を補給するようにします．

③毎食タンパク質を含む食品を取り入れる

　肉，魚，卵，大豆製品，乳製品のいずれかを毎食摂ることで，筋肉のもととなるタンパク質を補給します．

④水分補給はこまめに

　水分はこまめに摂取するようにします．食事が十分摂れていて，食事時にお茶などの飲み物を摂取している場合でも，食事時以外で計500mLくらいは摂取できるとよいでしょう．

⑤栄養バランスを考える

　エネルギー源となる主食，筋肉のもとになるタンパク源を補給する主菜，身体の調子を整えるビタミン・ミネラル類を補給する副菜や汁物，というように，一汁二菜または一汁三菜を目安にしましょう（**図2**）．すべてを手作りしなくても，スーパーの総菜やレトルト食品，冷凍食品などを取り入れながら，なるべく多品目の食材を食べるようにします．

⑥栄養補助食品を活用する

　通常の食事量が摂れない場合は，少量でも必要なエネルギー量やタンパク質量などを摂取できる，栄養補助食品を活用してもよいでしょう．

表2 成人期，高齢期の必要エネルギー量と栄養量[2]

年齢	性別	エネルギー量 (kcal)	タンパク質 (g)	脂質 (%エネルギー)	カルシウム (mg)	鉄 (mg)
18〜29歳	男性	2,650	60		800	7.0
	女性	1,950	50	20〜30	650	6.0〜10.5
70歳以上	男性	2,200	60		700	7.0
	女性	1,750	50		650	6.0

摂食嚥下機能に適した食形態とは？

「噛みにくい」「飲み込みにくい」と感じている高齢者が必要栄養量を確実に摂取するためには，摂食嚥下機能に合った食形態に調整する必要があります．では，噛みにくい，飲み込みにくい場合はどのような工夫が必要か，**図2**のある高齢者Bさんの1日の食事例における問題点を，**表3**を参考にしながら考えてみましょう．

	朝食（7：00）	おやつ（10：00）	昼食（12：00）	おやつ（15：00）	夕食（19：00）
食事内容	・トースト1枚 ・目玉焼き ・サラダ ・ヨーグルト ・りんご ・コーヒー ・牛乳	・大福もち ・お茶	・ごはん1膳 ・味噌汁 ・天ぷら盛り合わせ ・小松菜のからし和え ・お茶	・シュークリーム ・紅茶	・ごはん1膳 ・味噌汁 ・豚肉の生姜焼き ・里芋と根菜の煮物 ・お茶
タンパク質	22g	2.5g	19g	4.5g	30g

図2　**ある高齢者Bさんの1日の食事例**
総エネルギー：2,000kcal，タンパク質：78g，水分：2,200mLと，1日の栄養量は基準を満たしている

82歳の男性Bさん．80歳の奥さんと二人暮らしで，奥さんが付き添い来院しました．朝は昔からパン食とのことですが，「最近口が乾いて，パンが食べづらい」と訴えられます．米飯について聞いてみると，「家のご飯は軟らかめに炊いてもらっているが，スーパーのお弁当などのご飯は飲み込んでも喉に残っている気がする」とのことです．

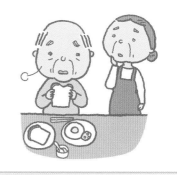

「パンがパサパサして食べづらい」という場合は，飲み物やスープに浸したり，フレンチトーストにしたりすると食べやすくなります．また，まとまりにくくばらつきやすい米飯は，ひきわり納豆やとろろなど粘りがあるものといっしょに摂ることで，ばらつきやすさが軽減されます．

表3 摂食嚥下機能に合わせた配慮が必要な食材例と対策

生じやすい問題	食材例	対策
噛みにくい	大根, きゅうり	5〜8mm角・厚に切る
	なす, きゅうり, トマト	皮をむく
	長ねぎ, 白菜, にんじん	繊維に対して直角に切る
	大根, きのこ類	切り目（隠し包丁）を入れる
	肉, 魚介類	筋を取り除く, 筋目に切り目を入れる, 面棒でたたく, 脂身の多い部位を選ぶ, ミンチ状にする
	根菜類, 肉, 魚介類	圧力鍋などを利用して軟らかく煮込む
ぺらぺらする	葉物野菜	茎は切除する, 葉の部分は端から丸めて厚みをもたせる
パサパサ, バラバラする	パン, いも類, 揚げ衣	飲み物や煮汁, ソースなどの水分を含ませる, マヨネーズなどの油脂類で和える
口の中でまとまりにくい	そぼろ, 米飯, ひじき	あんかけにする, 大根おろしやとろろを添える, 油脂類などで和える
飲み込みにくい	水, 果物	とろみをつける, コンポートにする
口の中や喉に張りつく	海苔, 煮豆の皮	できれば避ける, 海苔は佃煮にする
粘り気が強い	もち, 団子	できれば避ける

対応する

Bさんの摂食嚥下機能評価の結果から「食事は噛みやすく，軟らかいものに調整するのがよい」ということになりました．しかし奥さんは「どのくらいの軟らかさなのかよくわからない．それに，私も膝が痛くて台所に長いこと立っていられない」とおっしゃいました．

　この場合，市販の介護食品（図3）を活用できます．食材の大きさや軟らかさに配慮したものから，ミキサーにかけたペースト状のものまで，さまざまな商品が販売されています．最近では大型スーパーやドラッグストアなどでも見かけるようになりました．市販の介護食品は調理の手間を省けるだけでなく，手作りする場合の見本ともなります．

①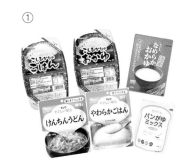
②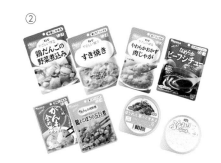

図3 市販の介護食品の例（①主食，②おかず，画像提供：ヘルシーフード）

　お茶でむせることがあるため，水分にとろみをつけて摂取するよう指導されたBさん．2週間後の再診時にとろみについて聞いてみると，「なんだかべたべたして飲みづらい」とのこと．奥さんいわく，「とろみをつける粉を買ったけど，どのくらい入れたらいいのかよくわからないから，適当に入れている」とのことです．

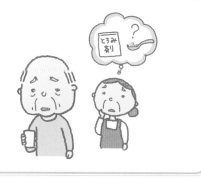

　このような例は少なくありません．そのため，誤嚥予防として水分にとろみをつけることはめずらしくなくなってきました．ところが，「とろみをつけているのにまだむせる」「とろみはべたべたして飲みにくい」「とろみをつけるたびにとろみの程度が違う」などという声をよく耳にします．**とろみの付与は，正しい手技で行わないと逆効果になる場合があるため，適正な方法を知ることが大切です**（図4，表4）．とろみの付与において重要なポイントを以下にあげます．

Ch.
2

① **100mLの水・茶に対してとろみ剤の割合（%），または量（g）を規定して，とろみの程度を統一化する**

とろみ剤を入れるスプーンを同一のものにするのがよいでしょう．

② **メーカーによって添加するとろみ剤の量が異なる**

各商品のパッケージまたは**表4**を参照してください．

③ **とろみが安定するまでには数分の時間を要する**

水ととろみ剤を混和した後，数分間放置することが大切です．ジュースや乳製品，また低温の液体はより長い時間を要します．とろみの付与でよくある失敗例は，放置の時間を設けないことで"とろみのつき"が弱いと勘違いし，さらにとろみ剤を足してしまうことで粘度が強くなりすぎてしまうことです．必ず「混ぜる→放置→再び混ぜる」の"2度混ぜ"を実践してください．

また，とろみは，飲料だけでなく汁物や服薬用の水分にも付与しましょう．栄養補助として処方された経腸栄養剤にもとろみの付与が必要です．その場合，牛乳・濃厚流動食品用のとろみ剤を使用すると，とろみが安定するまでのスピードが速くなります（普通のとろみ剤でもとろみの付与は可能です）．

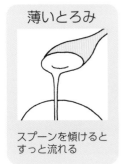
薄いとろみ
スプーンを傾けるとすっと流れる

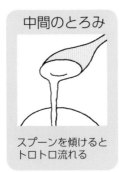
中間のとろみ
スプーンを傾けるとトロトロ流れる

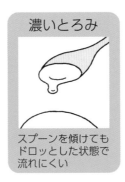
濃いとろみ
スプーンを傾けてもドロッとした状態で流れにくい

図4 とろみの強さの目安

表4 商品別，とろみの強さ別の使用目安量一覧（水100mLあたり）[6]

商品名	使用目安量（g）		
	薄いとろみ	中間のとろみ	濃いとろみ
トロミパワースマイル	0.3〜0.8	0.9〜1.5	1.6〜2.5
トロミスマイル	0.4〜1.1	1.2〜2.2	2.3〜3.5
トロミクリア	0.4〜1.2	1.3〜2.3	2.4〜3.5
ソフティアS	0.9〜1.6	1.6〜2.6	2.6〜4.1
明治トロメイクSP	0.5〜1.2	1.2〜2.0	2.0〜3.1
トロミアップパーフェクト	0.5〜1.0	1.0〜2.0	2.0〜3.0
新スルーキングi	0.5〜1.0	1.0〜2.0	2.5以上は推奨しない
ネオハイトロミールR＆E	0.6〜1.2	1.2〜2.1	2.1〜3.4
つるりんこQuickly	0.7〜1.3	1.3〜2.2	2.2〜3.3
トロミアップエース	0.5〜1.0	1.0〜2.0	2.0〜3.5
トロメリンEx	0.4〜1.1	1.1〜1.8	1.8〜2.7
トロメリンV	0.5〜0.9	0.9〜1.4	1.4〜2.1

対応する

その他の工夫

認知機能の低下や覚醒状態の悪化などにより食事が進まない場合は，「はっきりとした味つけにする」「香辛料などを利用して香りを強くする」「体温と差がある温度にする」などの刺激があったほうがよいでしょう[9]．

また，好きなものや好きな味，なじみのある料理を中心にした献立にしたり，きれいな器に盛りつけたりすることで，食欲が増進されて食事が進むこともあります．こうした工夫は医学的ではないかもしれませんが，**高齢者の食事を提案するうえで，本人や家族の「語り（ナラティブ）」から得られる情報がとても重要です**．食形態を含む食事内容の提案は，摂食嚥下機能評価に基づいて行うことが大前提ですが，本人や家族の嗜好や生活スタイルに合わなければ，折角の提案も受け入れてもらえません．食事はあくまで生活の一部です．高齢者が食事を楽しめるようなサポートができるといいですね．

Ch.
2

③ 認知症と口腔機能〜歯科診療室でできる認知症ケア

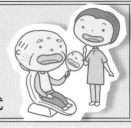

菊谷　武

　日本の認知症患者数は2012年時点で約462万人，65歳以上の高齢者の約7人に1人と推計されています．さらに，軽度認知障害*（MCI：Mild Cognitive Impairment）と推計される約400万人を合わせると，団塊の世代が75歳以上となる2025年には，認知症患者数は700万人前後に達し，65歳以上の高齢者の約5人に1人を占める見込みとなります．

　最近では，認知症の患者さんを地域で支えようという「認知症サポーター*」「オレンジリング」などの運動について耳にする機会が多くなってきました．皆さんの診療室でも，長く通院してくれていた高齢の患者さんの行動や言動に「？」と疑問を感じたことはありませんか？　ここでは，診療室で対応できる認知症ケアについて触れていきます．

*軽度認知障害（MCI：Mild Cognitive Impairment）……認知機能に問題が生じているものの，日常生活には支障がない状態のこと

*認知症サポーター……特定非営利活動法人地域ケア政策ネットワーク全国キャラバンメイト連絡協議会が実施する認知症サポーター養成講座を受講・修了した者．認知症について正しく理解し，認知症の人や家族を温かく見守り，支援する応援者を指す．講座を修了した者にはオレンジリングが配布される

対応する

　　20年間欠かさず定期健診に通っていた80歳代のAさん．もともと几帳面な性格だったのですが，最近，予約時間を間違えることが増えてきました．けれどもAさんは「自分は間違っていない！」と主張するため，スタッフはすこし困惑しています．また，以前は口腔内の状態の"完璧さ"を確認しに来院していたにもかかわらず，最近はプラークコントロールも悪くなり，さらには素敵に着こなしていた服装にもまったく気を遣わなくなったようです．先日，奥さまが来院して気になることを言いました．「この前こちらでお世話になった後，主人がなかなか家に帰ってこなかったんです……」──さて，ここから歯科衛生士は何に気づき，対応できるでしょうか？

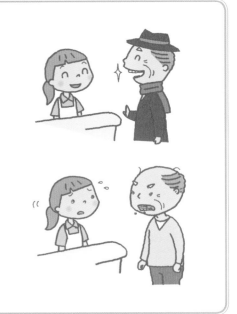

認知症患者さんにみられる口腔の諸問題 （図1）

認知症を発症すると，早い段階から活動性の低下や嗅覚，味覚の低下などから口腔衛生管理の自律性が大きく損なわれます．また，痛みや違和感を高次脳レベルで認知しにくくなり，他人に意思や訴えを表出することが困難になりますので，口腔の問題を訴えることが少なくなり，歯科医院を受診する機会が減少します．ものの向きや道具の意味がわからなくなるという症状のために，義歯の着脱や管理が困難になることもあります．また，日常生活の介助に対して拒否がみら

れることで，痛みを伴ったり，長時間に及んだりする歯科治療を受けてくれなくなり，歯科を受診する能力は著しく低下します．

さらに認知症が中程度まで進行すると，脳の変性に伴って運動障害が進行し，咀嚼機能は低下します．口腔の自浄作用の低下に伴い，口腔内の環境は悪化し，齲蝕や歯周病が併発しやすくなります．認知症がさらに重度になると，全身の運動機能が著しく低下し，これにより咀嚼機能も著しい障害を受けます．

<**活動性の低下，嗅覚，味覚の低下**>
→ 口腔衛生管理の自律性が低下
→ 齲蝕や歯周病の併発
<**痛みや違和感を訴える能力の低下**>
→ 歯科医院受診機会の減少
<**拒否が強くなる**>
→ 歯科受診の困難
<**運動障害**>
→ 咀嚼機能低下
→ 口腔の自浄作用の低下

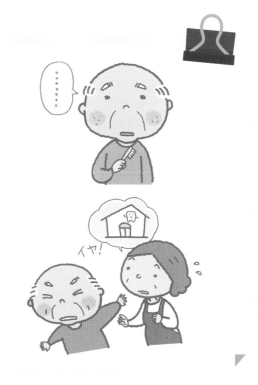

図1 認知症の患者さんにみられる口腔の諸問題

歯科診療室が担う，認知症の早期発見

歯科診療所は，齲蝕や歯周病，歯の欠損といった口腔疾患がいったん治癒をみた患者さんに対しても，長く継続して受診させるというスタイルをとる，ある意味特異な医療機関です．そして，おじいちゃんおばあちゃんからお孫さんまで，世代をまたいで家族全員で通院してくれている医療機関はほかにはないでしょう．

さて，ここで，継続して受診してくれている患者さんに表のような変化はないでしょうか？　認知症の初期に現れる短期記憶の障害や時間見当識障害，社会性の欠如など，さまざまな症状が歯科受診の際に読み取れるかもしれません．意欲の低下や嗅覚の低下なども認知症の初期に比較的早く現れ，口腔衛生状態の維持に大きな影響を与える可能性もあります．これまでしっかり歯磨きができていた患者さんの変化から，認知症の初期症状に気づく可能性もあります．

最近では，認知症を早期に診断し，適切な介入を行うことで，その進行を防止するためのさまざまな取り組みが試みられ，成果を上げています．**まずはご家族に，「おじいさま，最近の様子で変わったことありませんか？」と声をかけてあげてください**．認知症の早期発見に一役買えるかもしれません．

表 診療室で気づく，認知症の初期症状

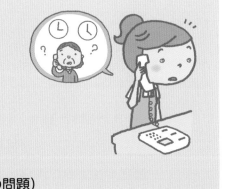

こんなことありませんか？
- □ 予約を間違えて来院する
- □ 予約時間の確認の電話がくる
- □ 予約カードや歯ブラシなどを頻繁に忘れる
- □ 受付でお札を使って会計する（計算ができない）
- □ 身なりが汚れている
- □ 口腔衛生状態が悪化する（意欲の低下，嗅覚，味覚の低下）
- □ 義歯が着脱できない，上下や方向が分からない（空間認知の問題）

歯科医院でできる簡単な認知症の検査

義歯の向き検査

図2の義歯をみてください．どれも同じ義歯であることは一目瞭然ですね．通常，患者さんは，義歯を左右上下どんな方向で手渡されても，義歯の向きを修正して口の中に入れることができます．私たちには，ものの向きを正常に判断する能力が備わっているからです．

しかし，認知症になると空間認知に問題が起きてそれが苦手になり，うまく義歯が扱えなくなります（図3）．認知症の早期に義歯を入れておくことができなくなる人のなかには，このような理由もあります．そこで，患者さんに向きを変えて義歯を手渡し，ものの向きの判断がうまくできるかを検査するのもお勧めで

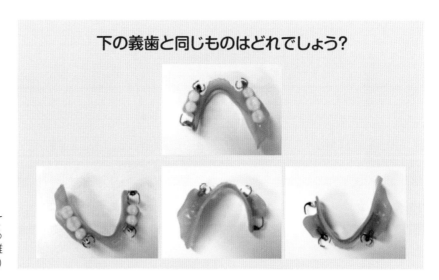

下の義歯と同じものはどれでしょう?

図2　義歯の向き検査
私たちには空間認知能力が備わっているためすべて同じ義歯だとわかるが，認知症の患者さんには判断が難しくなる（どれも違う義歯にみえる）

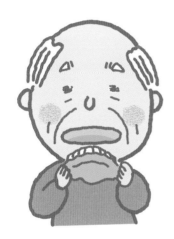

図3　認知症の患者さんと義歯
認知症の患者さんでは空間認知に問題が起きることで，義歯がうまく扱えなくなる

図4　歯の位置検査
口腔衛生の自律度をはかる目安になる

Ch.
2

す．もし，義歯の着脱が難しくなっていると感じたら，ご家族にお手伝いを依頼しないといけません．

歯の位置検査

認知症ではものの向きだけでなく，空間の把握も難しくなります．今後も口腔衛生を自立して保てるか，簡単な検査をしてみましょう．

「右上の奥歯の裏側を磨いてみてください」と患者さんにお願いして，上顎臼歯部舌側に正確に歯ブラシが当てられるか観察してみましょう（**図4**）．難しくなっているようだと，上下左右といった空間をとらえる力が低下して，口の中をまんべんなく磨くことが困難になっているかもしれません．この場合もやはり，歯を磨く順番を決めるなど，指導にちょっとした工夫を加えるか，ご家族の手助けが必要になっている時期かもしれませんね．

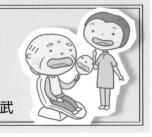

④ 義歯と口腔機能

菊谷　武

　加齢とともに舌の口蓋や，頬の内方，舌の外方への押しつけ圧などが低下し，口腔機能は低下します．口腔機能が低下しているのにもかかわらず，歯だけが20歳のときのままだとアンバランスになるのが想像できるでしょう．80年間走りつづけている車にエンジンだけ最新式のものを乗せ換えたとしたらどうでしょう？　なんだかうまく走りそうにありませんね．つまり，口腔の運動機能が正常な人と，機能が低下した患者さんとでは，義歯の考え方をすこし変えなければいけないのです．

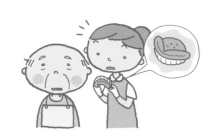

　「顎が痩せて義歯が合わなくなってきた」と訴える70歳代のAさん．話をくわしく聞いたところ，義歯を外すと義歯に食べ物が残っているようになったと言います．これは果たして，義歯だけの問題なのでしょうか？

義歯を観察してみよう

　患者さんから義歯を預かると，口蓋や人工歯の歯頸部に食物残渣が溜まっているのを目にすることがあります（**図1**）．これは，舌の口蓋や頬への押しつけ圧が低下していることを示しています．頬の動きが悪くなれば義歯の外側に，舌の動きが悪くなれば口蓋に汚れがつきやすくなります．つまり，義歯をみることで舌や頬の機能の低下を推測できるのです．

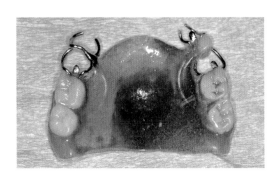

図1　口蓋が汚れた義歯
舌の機能が低下していることが考えられる

なるべく洗いやすく，外しやすい義歯に

　口の中のケアは，たとえ片手が動かなくても，動く側の手で歯ブラシを持てれば行うことができます．しかし，義歯を洗う際には，片手に義歯，片手に歯ブラシを持たないといけないために，両手が動かないと困難になります．そのような方に対しては，片手で使用ができる吸盤つきのブラシを義歯ブラシに転用することを勧めるとよいでしょう（**図2**）．

　また，手指の機能が低下している患者さんに対しては，流水下で力を入れてこすらなくてもそこそこきれいになるよう義歯形態に配慮することも必要です．義歯の研磨面の形態が複雑だと，プラークや食物残渣が停滞しやすく管理が難しくなるため，研磨面の凹凸をなくすことも有効でしょう（**図3**）．

　片麻痺や運動障害のある人に対しては，義歯をうまく着脱できように練習をしてもらうことも必要ですが，クラスプの位置やかけ方のちょっとした工夫で楽に着脱できるようになることもあります．患者さんの話を聞いて，必要に応じて義歯形態の修正について歯科医師に相談してみましょう．

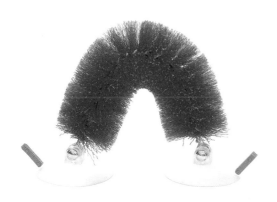

図2　吸盤つきブラシ（自助ブラシ／ザイコ
　　　ア・インターナショナル）

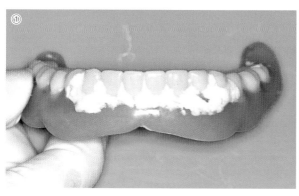
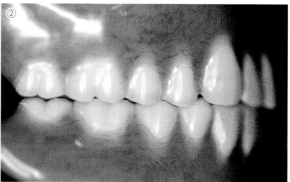

図3　義歯研磨面への食渣の停滞
①研磨面に食渣が溜まっている，②研磨面の凹凸をなくした義歯

「舌接触補助床（PAP）」とは？

嚥下をする際には，舌尖を口蓋前方部に押しつけ，その後，舌中央から奥舌部，舌根部にかけて波打つように押しつけながら食塊を咽頭に送り込みます．しかし，舌の運動範囲が制限されていたり，舌の口蓋への押しつけ圧が不十分であったりした場合には，食塊を移送する際に圧を十分にかけられなくなります．天然歯においては，このあたりの変化は，歯の咬耗などにより調整されています．つまり，舌の運動機能に問題がある場合，咬耗により咬合高径が低くなることで，舌の動きを代償しているのです．

一方で，義歯を作る場合に，口もとのしわを気にするあまりしっかりとした高さの義歯を作ると，舌が口蓋に届かなくなることがあります．そこで，咬合高径をすこし低くして患者さんの機能に適応させますが，この考えを義歯の口蓋面を盛り上げることで取り入れているのが「舌接触補助床（Palatal Augmentation Prosthesis：PAP）」です．舌接触補助床は，口蓋部の床を厚くして義歯の口蓋面の位置を低くし，固有口腔を狭くすることで，舌を口蓋に押しつけやすくした義歯，または装置のことで，舌を外科的に切除した患者さんや，嚥下機能が低下した患者さんに応用されま

す（図4，5）．作製にあたっては，口蓋を覆う基礎床または咬合床を作製し，口蓋部に義歯用の適合診査剤を塗布します．空嚥下などを行わせ，口蓋全面に舌が接するように厚みを増しながら調整し，義歯用レジンに置き換えて完成します．

来院患者さんの義歯をみたときに，口蓋に食渣があったらPAPの適応患者さんかもしれません．舌苔が付着している方も同様です．また，飲み込むときに舌をしっかり口蓋に押しつけて飲むように指導することも，上手に飲み込むために必要であり，立派な嚥下トレーニングにもなります．

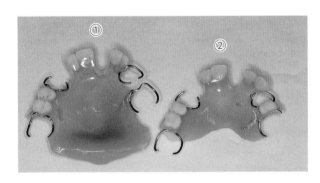

図4 ①舌接触補助床，②通常の義歯

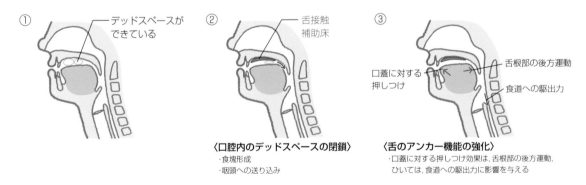

〈口腔内のデッドスペースの閉鎖〉
・食塊形成
・咽頭への送り込み

〈舌のアンカー機能の強化〉
・口蓋に対する押しつけ効果は，舌根部の後方運動，ひいては，食道への駆出力に影響を与える

図5 舌接触補助床の役割
①舌の萎縮や手術による切除，運動障害によって口腔内にデッドスペースが生じている
②舌接触補助床を装着することで口腔内のデッドスペースは閉鎖され，食塊形成や食べ物の咽頭への送り込みを助ける
③舌接触補助床を装着することで舌のアンカー機能が強化され，舌根部の後方運動を助け，食べ物の食道への駆出力を補助することになる

⑤「フレイル」と「サルコペニア」

菊谷　武

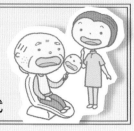

　最近，新聞紙上などでよく目にする「サルコペニア」「フレイル」という言葉をご存じでしょうか？　ここでは，口腔とフレイル，サルコペニアとの関連とその予防策について解説します．

　娘さんに連れられて来院している70歳代のAさん．今日は予約時間にすこし遅れての来院です．娘さんいわく，久しぶりの来院だというのに出発直前に「疲れたから行かない」と言いだし，何とか説得して連れてきたとのこと．さらに，歩くのも遅く，バスに乗り遅れたというのです．定期健診は欠かさず，いつも楽しみにいらしていたのに……，いったい何が起きているのでしょう？

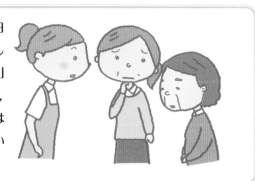

「フレイル」とは？

　「フレイル」とは，加齢によって筋力や精神力が衰えた状態を指し，これに陥ると，日常生活動作が障害され，要介護のリスクが高くなるといわれています（図1）．また，この状態は，身体的な問題ばかりでなく，認知機能の低下やうつなどの状態とも関連するといわれています．一方で，フレイルとなっても健康な状態への改善も可能で，フレイルに陥らない努力に加え，早い時期にフレイルを察知し対応することで要介護状態への移行を防ぐことができるといわれています．

　実はフレイルは，高齢者のわずかな変化から察知することができます．たとえば，疲れやすさを感じたり，外出に対して億劫になったり，歩く速度がゆっくりになったりなどの徴候があげられます．これらは，社会とのかかわりを積極的にもつように努力することや，すこし負荷のある運動を続けることで改善できることがわかっています．

口腔とフレイルとのかかわり

　さて，口腔とのかかわりはどうでしょう？　口腔機能のわずかな低下は，食事時間の延長，ちょっとした食べこぼしやむせなどでみられることがあります．これらは，口腔機能のトレーニング（p.68～参照）の実施や友人や家族との会話，食事を楽しむことなどで改善が可能です．"おいしいものを食べたい"という意欲は，ちょっとした歯の不具合でも治療に出かける大きな動機になり，口腔の状態を良好に維持することに

つながります．反対に，不具合のある義歯を長期間にわたって使用しているような状態は，見た目の問題や友人との食事に対する意欲の低下から出かけることや外食を避けることにつながり，全身的・精神的なフレイルに陥ります．このような口腔の問題に発端した社会性の欠如はますます運動量の低下を招き，空腹感の欠如，食事が楽しめないなど，悪いサイクルに入ってきます（図2）．さらにそこに低栄養が加わると，「サルコペニア」という筋肉量や筋力が低下する状態に陥

りやすくなります．サルコペニアは，摂食嚥下機能や口腔機能の低下の原因にもなり，また，それを促進する原因にもなりえます．

診療室でできる対応としては，口腔の訓練があげられます．また，老人クラブへの参加や趣味の活動などについて伺い，「楽しいお話を聞かせてくださいね」といった声がけをすることも，フレイルやサルコペニアの予防として有用といえます．

全身のサルコペニアと口腔のサルコペニアの関連

サルコペニアによる全身の筋肉の減少は，筋力の低下につながり，身体機能の低下を招きます．筋肉は身体のなかでも熱を多く産生する重要な器官です．つまり，筋肉が衰えると基礎代謝量が減少し，エネルギーの消費量の低下を招くことになります．結果，お腹がすかない，食欲がわかないなど栄養摂取が不十分となり，サルコペニアを取り巻く「負のスパイラル」を形成します．全身のサルコペニアに伴って口腔にも筋肉

の減少が起こりサルコペニアが生じると，咀嚼機能や嚥下機能に悪影響を与え，食べ物の摂取量の低下を招き，全身のサルコペニアにも拍車をかけることになります．この口腔のサルコペニア対策としても，口腔機能のトレーニング（p.68〜参照）などを行うことで，口腔機能の改善を図り，負のスパイラルを断ち切ることができるのではないかと考えられています[3]（図3）．

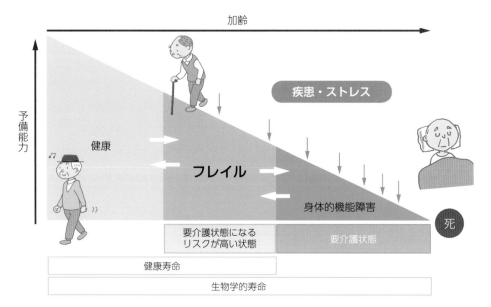

図1 フレイル
フレイルに陥ると，日常生活動作が障害され，要介護のリスクが高い状態になりやすくなる[1]

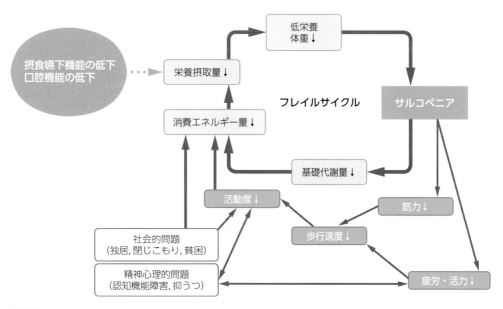

図2 **フレイルサイクルの概念図と口腔機能の低下**（文献2）を一部改変）
フレイルを取り巻くサイクルには，活力低下，筋力低下，身体機能低下，活動度，消費エネルギーの減少や食欲低下が関与する．また，独居や貧困などの社会的問題や認知機能障害などの精神心理的問題が影響するともいわれる．摂食嚥下機能，口腔機能の低下も栄養摂取量の低下に直結する問題と考えられる

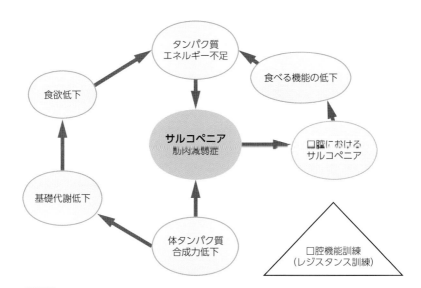

図3 **全身のサルコペニアと口腔のサルコペニア**（文献3）を一部改変）
口腔のサルコペニアに端を発した食べる機能の低下は，全身のサルコペニアに悪影響を及ぼす．口腔機能訓練によってその改善を期待することができる

「薬が飲みにくい」と言われたら
〜薬は必ず "コップ一杯の水" で飲むもの？　　　菊谷　武

　摂食嚥下障害のある患者さんにとって，もっとも飲みにくいものは「水」です．意外に思う読者も多いと思いますが，水はさらさらしていてとらえどころがなく，口腔内や咽頭での移動速度も速いため，嚥下のタイミングを合わせるのがたいへん難しく，誤嚥してむせてしまう頻度が高いものです．

　高齢者では薬を内服している方も多く，「薬は必ず "コップ一杯の水" で飲むもの」といった思い込みをし

ています．ただでさえ大きめの錠剤やカプセル剤などは飲みにくいにもかかわらず，それを水で飲むとなると，まさに "苦行" といった状態となるのです．唾液が出にくく，口の粘膜が乾燥している人にとっては，カプセル剤や散剤などはさらに飲みにくいものです．

　飲んだつもりの薬が口腔内に残って潰瘍をつくったり（図1），義歯や咽頭内に残ったものが発見されることもあります（図2〜4）．薬は，胃や腸ですばやく溶

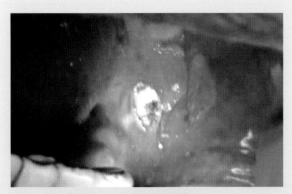

図1　薬の残留による口腔粘膜の潰瘍

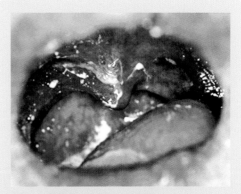

図2　咽頭部に付着した散剤

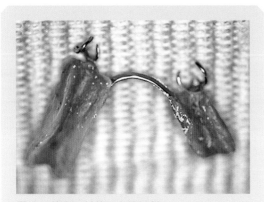

図3　義歯に付着した顆粒剤

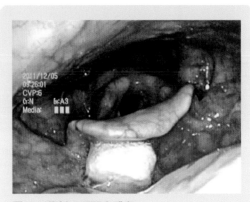

図4　薬剤の咽頭内残留

けるよう散剤や顆粒剤になっていたり，苦みをカバーするために甘いコーティング剤で包まれていたり，長時間かけて胃や腸で溶けるように工夫されたりなど，理由があってその剤型になっています．ですので，飲みにくいからといって細かく砕いてしまったり，半分に割ったりすることは，基本的にはやってはいけません．なかには，それらが可能な薬剤もあり，薬剤師に問い合わせると簡単に教えてくれます．また，同じ効用でも違った剤型のものに替えるアドバイスをしてくれることもあるため，「薬が飲みにくい」という訴えを聞いたら薬剤師に相談しましょう．ほかに，ゼリーに薬を埋め込んだり（図5），ヨーグルトといっしょに飲んだりと，さまざまな工夫が考えられます．

　診療室で抜歯をしたときなどに何気なく出しているその薬，患者さんは大変な思いをして飲み込んでいるかもしれません．

ゼリーに混ぜる方法

・ゼリーを砕いて散剤を混ぜ込む
・市販の服薬ゼリーを用いてもよい
・ゼリーの性質に注意
　→離水しているゼリー，砕くとバラバラになるゼリーは適さない

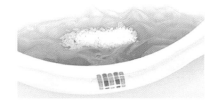

ゼリーに埋め込む方法

・錠剤（カプセル剤）を，スライス状にしたゼリーに縦に埋め込む
・口腔内の移送能力が低下している人の場合は，ゼリーだけ飲んで，口腔内に錠剤が残る場合がある
・錠剤が咽頭内に残留しないように，内服後，数口ゼリーを追加で飲み込む

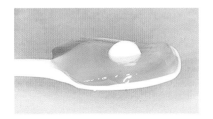

図5　ゼリーで薬を飲み込む方法

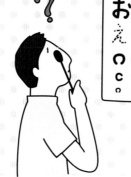

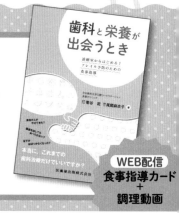

Chapter 3

いざ実践へ！ 診療室で口腔機能を
みるためのシミュレーションをしよう

口腔機能へのアプローチに必要な知識を得たところで，診療室にお
ける実際の"気づく・対応する"をシミュレーションしてみましょう！

診療室で実際に口腔機能をみるための工夫

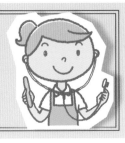

水上美樹

■ はじめに

　1994年より，摂食嚥下障害児・者に対して実施する「摂食機能療法」が歯科診療補助の業務に加わりました．現在，摂食機能療法の対象者は，発達遅滞，顎切除および舌切除の手術後，または脳血管障害などによる後遺症と限定されていますが，対象に含まれない歯科通院患者さんのなかにも，口腔機能に問題を抱える"摂食嚥下障害の予備軍"が潜んでいる可能性があります．小児の場合には，顎の成長や歯の交換期による一過性の問題もありますが，なかには口腔機能そのものに問題を抱えているケースも少なくありません．また，高齢者では加齢による摂食機能の低下が問題になっています．

　読者の皆さんが勤務する歯科診療室では，重度の口腔機能障害のある患者さんに対応することは少ないかもしれません．しかし，**皆さんが診療室で対応している患者さんのなかにも，「食事中にむせるようになっ**た」「喉の奥でつかえる」「よく噛んで食べていない」「固いものを避けるようになった」など，**器質的問題ではなく摂食嚥下機能に問題があるために日常生活に不自由を抱えている方がいらっしゃるでしょう**．そして，このような問題をどこに相談すればよいのかわからずに悩んでいる患者さんは少なくありません．

　食事は，いずれのライフステージにおいても楽しいものであり，「最期まで一口でも食べたい」「食べさせたい」と考えるものです．口腔の専門家としては，口腔の衛生管理のみならず，機能面の問題を早期に発見してアドバイスできることは大切です．本稿では，これまでの項を読んですこし興味は湧いたものの，何から始めればいいのかがわからず途方にくれているという方に，診療室でもできるいくつかの工夫をご紹介します．

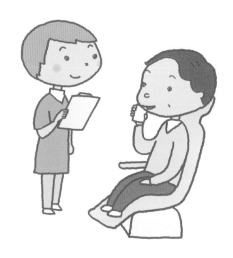

■ 予約の工夫

　口腔機能を評価するのは，内容にもよりますが5〜10分程度あればよいと思います．あらかじめ問診票にいくつか口腔機能に関する設問を設けておけば，さらに時間の短縮が図れるかもしれません（図1）．

　もし口腔機能の問題が疑われ，実際に食事場面を外部観察評価することになったら，できるだけ空腹な時間帯に来院してもらったほうが本来の機能をみることができます．また，食べ物を食べている横でタービンの音が聞こえているというのは心地よいものではありませんので，治療のない時間帯やすこし離れた空間で行うことが理想的です．このほかに，他人に食事を観察されるのは心地よいものではないため，必要最小限の人数で実施しましょう．

小児	成人（高齢者）
□ 口で息をすることが多い	□ むせ込むことがある
□ あまり噛まずに飲み込んでしまう	□ 固いものが噛めなくなってきた
□ 口を開けていることが多い	□ 声がかすれることがある
□ むせ込むことがある	□ 喉につっかえる感じがある
□ 顔や口の周りに触れられることを極端に嫌がる	□ 食事に時間がかかるようになった

図1　問診票に口腔機能に関する設問を追加する

■ 評価の工夫

　口腔機能は，姿勢によって左右されることもあります．もし，歯科ユニットで実施するときには，できるだけ安楽なポジションにして，足底部がしっかり床かステップについていること，左右に傾かないようにすることに気をつけてください（図2）．もし，足が浮くようであれば足台を置いたり，左右の傾き防止にクッションやバスタオルを用意したりしておきましょう．歯科ユニットで実施しない場合には，ひじかけつきの椅子を1台用意しておきましょう（図3）．

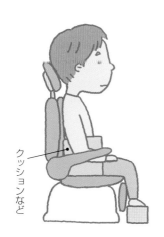

クッションなど

図2　評価時の適正な姿勢（ユニットの場合）
足台に足をのせてもらったり，ユニットと横腹の間にクッションを挟んだりすることで姿勢の安定を図る

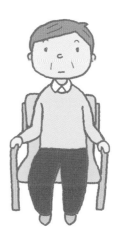

図3　評価時の姿勢（ひじかけつきの椅子）
ひじかけに腕を置いてもらうことで，姿勢が安定する

Ch.
3

評価時にそろえておきたいもの

①鼻息鏡（鼻呼吸の評価）

「鼻息鏡」は鼻の下に当てたときの曇り方で，鼻呼吸がどの程度できているかを測定する用具であり，診療室にもあると便利です（図4，p.27，29参照）．こ

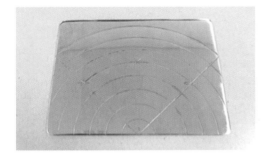

図4　鼻息鏡

のほかに，「あ〜っ」と声を出しているときの曇り方で鼻からの息もれの有無も評価できます．鼻息鏡がない場合には，ティッシュを小さく切ったものや耳かきの綿毛を鼻にかざしても確認することもできます（図5，p.29参照）．

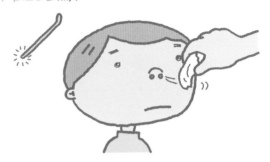

図5　ティッシュの切れはし，耳かきの綿毛でも代用可能

②聴診器（嚥下音の評価）

嚥下音や咽頭残留を確認するときに用います．聴診する部位は狭いので，大きなものよりも小児用の比較的小さなものを1つ用意しておいたほうがよいかもしれません（図6）．

※嚥下機能の評価は，スリーウェイシリンジまたはコップで水を飲んでもらい，評価します

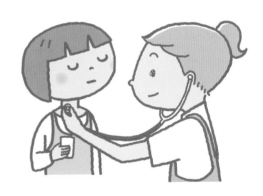

図6　聴診器を用いた嚥下音の評価

③スティック状の食材（口唇，舌機能の評価）

スティック状の食材（図7）を口の中央部に置いて，舌で左右に食材を移送できるかどうかを評価します（p.69参照）．このときに口唇の閉鎖能も同時に評価することができます．これらの固い食材は，成人だけでなく小児の咀嚼訓練に用いることもできます．

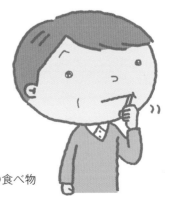

図7　口腔機能の評価のための食材
するめいかや昆布のような固いスティック状の食べ物を，かじりとらずに臼歯で噛んでもらう

口腔機能を高める用具

食事や会話で必要な口唇閉鎖，嚥下と呼吸の協調などを高めるのに役立つものをいくつかご紹介します．

①曲がったストロー（図8）

まっすぐなものよりも吸い上げるときに口唇の閉鎖力や吸引力を要します．反対に吹く場合にはブローイング訓練となり，飲み込みに必要な軟口蓋の拳上訓練（p.46参照）にも用いることができます．

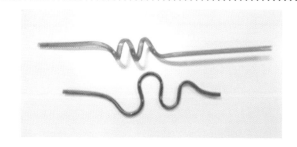

図8　曲がったストロー

②スプーンと舌圧子（図9）

舌の力強さや持久力のトレーニング（p.69参照），口唇閉鎖のトレーニング（p.29参照）に使用できます．

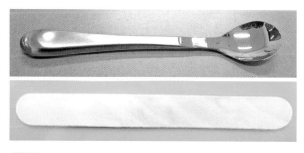

図9　スプーンと舌圧子

③さまざまな玩具（図10）

口唇閉鎖や呼気を長く続ける練習になる玩具を用意するとよいでしょう．

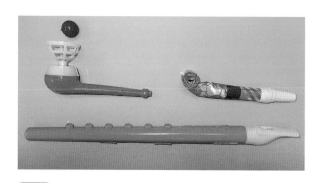

図10　さまざまな玩具

ここでは，診療室で摂食指導を行ううえで配慮してもらいたいことや，すぐに準備，用意できる用具の一部を紹介しました．このほかにもさまざまな評価方法や器具，器材がありますので，場面に応じて使い分けることが必要です．次項からは，実際に口腔機能に問題を抱えた患者さんに対する，診療室での取り組みを紹介します．

Ch.
3

子どもの口腔機能の問題
～歯ブラシを噛んでしまう子どもの患者さん

水上美樹

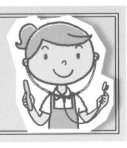

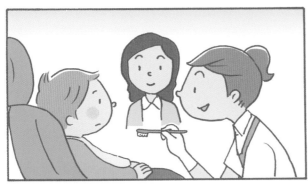

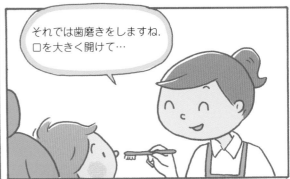

それでは歯磨きをしますね．口を大きく開けて…

ごめんなさい，この子，家でもこうなんです

こまったな…

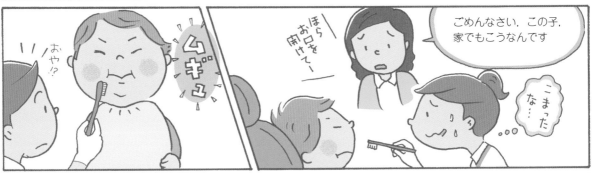

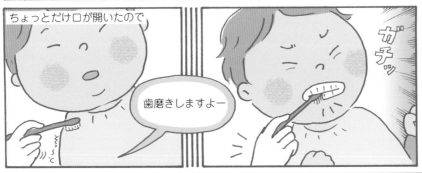

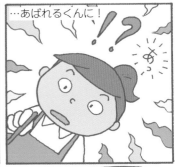

ちょっとだけ口が開いたので

歯磨きしますよー

…あばれるくんに！

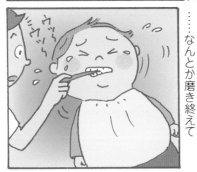

…なんとか磨き終えて

普段はおとなしくて言うことも聞くんですけど，歯磨きだけはすごく嫌がるんです．
新しい歯ブラシを買っても，1週間でボロボロになってしまって…

いったい何が原因なんだろう…？

▋気づける！

　もし口腔内に粘膜の損傷や感覚過敏があったとしたら，その状態のまま磨きつづけると，子どもはますます歯磨きが嫌いになってしまうでしょう．さらに，日常生活で口元に他人の手が近づくだけで恐怖を感じるようになってしまう場合があります．

　このような場面に遭遇したとき，まずは子どもが歯磨きを嫌がる（歯ブラシを噛んでしまう）理由を考え

ましょう．皆さんが頭に浮かべるべきことは，大きく以下の4つがあります（図1）．

①単に歯ブラシに対する恐怖
②粘膜の損傷や齲蝕などによる痛みがあるため
③咬反射（原始反射）が残存している
④感覚過敏がある場合

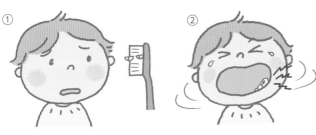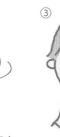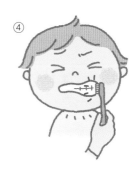

図1　子どもが歯磨きを嫌がる（歯ブラシを噛んでしまう）理由

▋対応できる！

　上記の可能性に気づいたら，歯科衛生士としてできる対応を考えましょう．①は心理的な問題で，②は器質的な問題ですね．それでは，口腔機能に関連する③，④について説明します．

　③の「咬反射」は通常，歯が萌出する生後6カ月ころまでに消失しているのですが，個人差があり，まれに6カ月を過ぎても消失していない場合があります（p.19参照）．この場合，おもちゃ（歯固めおもちゃなど）を噛ませたり，指で歯肉をこすったり（ガムラビング，図2）して，積極的に口腔内に"刺激"を入れることで原始反射を消失させていきます．

　④の感覚過敏は通常，診療室に通う子どもにあまりみられませんが，まれに口腔周囲や口腔内に感覚過敏があり，わずかな触覚に対しても痛みや不快感を伴うことがあります．この場合は，嫌がる部位に指の腹を置き（圧迫したりこすったりしない），振り払われないようにして感覚刺激の統合を行います．以上の行為を診療室で行い，保護者にも1日数回実施するよう指導し，歯ブラシの毛先から受ける感覚を「不快」から「快」の方向にもっていきましょう（p.124参照）．

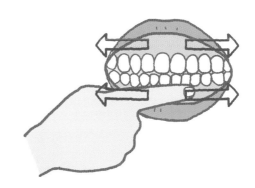

図2　ガムラビング
・口腔内を上下4分割し，顎は閉じた状態で行う
・人差し指の腹を歯と歯肉の間に置き，中心から矢印の方向にリズミカルにマッサージをする
・感覚過敏のある部分には行わない

Ch.
3

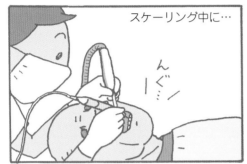

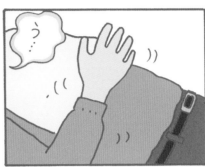

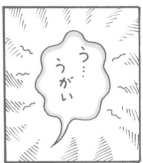

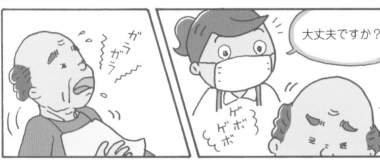

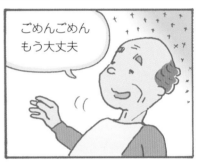

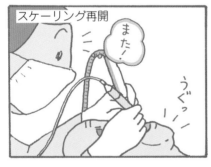

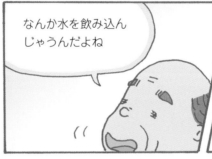

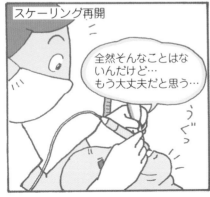

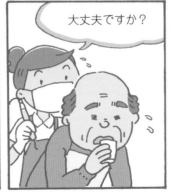

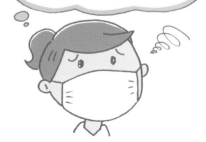

■ 気づける！

さてこの事例，果たして「鼻が詰まっているから」なのでしょうか？　「口の中に水を溜める」ためには，舌の奥を押し上げて軟口蓋と接触させる「舌口蓋閉鎖」が必要です．これが十分にできないと，スケーリング中に咽頭内に水が流れ込み，むせ込んでしまったり，咽頭に流入した水を飲んでしまったりすることがあります（p.59参照）．特に高齢者ではこの舌口蓋閉鎖がうまくできない方が多く，左ページのマンガも典型的な事例であり，経験したことがある方も多いのではないでしょうか？

つまり「スケーリング中にむせ込んでしまう」というのは，口腔機能の低下を示す症状です．このような症状を示す人は，補綴物や修復物を誤嚥，誤飲することも考えられますので，安全にスケーリングを行うためには十分な注意が必要です．

■ 対応できる！

まずはユニットの背もたれを十分に起こして，「水が口の中に溜められやすい位置」を探しましょう（図1）．歯科衛生士にとってはすこしつらい姿勢で，視野も十分に確保しづらくなりますが，患者さんの安全確保を優先させましょう．もし臥位で行うにしても，30°くらい体幹を起こし，さらにヘッドレストを立てるなどして，十分に頸部を前屈させることで舌口蓋閉鎖がしやすくなり，万が一水が咽頭に流入してしまっても誤嚥しにくい姿勢となります（p.60参照）．

また，咀嚼のトレーニングにあるような舌を後退させる訓練（p.68参照）などをしっかり行うことで，一部改善する可能性もあります．患者さんとの会話中に簡単にできますので，該当する患者さんがいたら，本書の付録を活用しぜひ取り組んでみてください（図2，p.120参照）．

Ch.
3

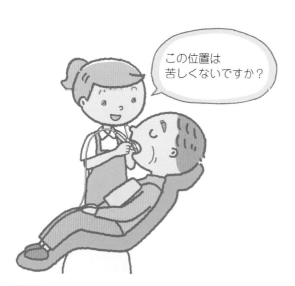

この位置は苦しくないですか？

図1　口腔内に水を溜められやすい背もたれの角度を探そう！

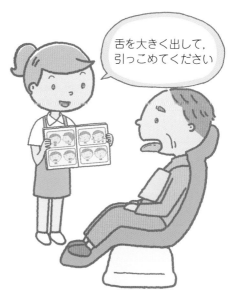

舌を大きく出して，引っこめてください

図2　診療室や自宅でできるトレーニングを指導・紹介しよう！

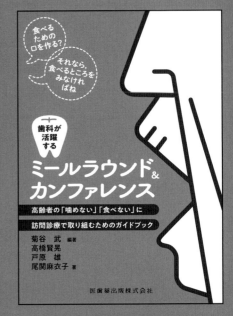

Chapter 4

アドバンス編　診療室でのアプローチ例

本章では，実際に摂食指導を行っている歯科医院の取り組みから，
"口腔機能にアプローチできる診療室" づくりのヒントをつかんでい
きましょう.

①診療室で行う！ 小児の口腔機能へのアドバイス
〜実際の摂食指導に歯科衛生士がかかわる例

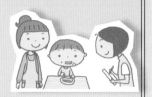

神奈川県平塚市・芳賀デンタルクリニック湘南
三輪直子，望月かおり，芳賀留美（歯科衛生士），芳賀　定（歯科医師）

　当院は2002年の開業以来，小児歯科，障害者歯科，摂食指導を診療の柱に置き，障害の有無にかかわらず，発達期の小児の口腔保健と口腔機能の健全な発育，心身の健やかな成長・発達に寄与することを目標として，臨床を行っています．開業して現在までに3,400名以上の患者さんが受診され，そのうち摂食指導を行った患者さんは431名（13％）になります．現在，月に平均して約25名前後の患者さんに摂食指導を実施しています．受診のきっかけについて，当院における問診票のアンケートを2010年と2015年で比較した結果，2010年は療育センターや学校からの紹介で受診される方が多かったのに対し，2015年は知人からの紹介が増えています（図1）．これは，口腔機能へのアプローチに対する重要性が一般の方にも知られてきていることの現れと考えられます．

　今回は，当院で行ってきた口腔機能へのアプローチ（摂食機能療法）を軸に，実際の摂食指導の流れと歯科衛生士のかかわり方を紹介します．

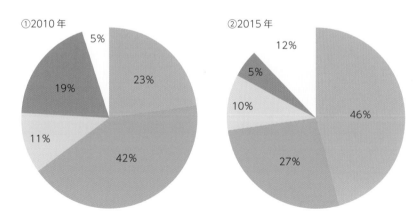

①2010年　②2015年

■知人からの紹介　■療育センター・学校からの紹介　■インターネット　■保健センターからの紹介　　その他

図1 摂食指導をはじめて受診するきっかけの変化
①2010年，②2015年

当院の摂食指導の流れ（図2）

①予約

　摂食指導を受ける方の多くは，初診の予約時から摂食指導を希望されます．摂食指導に関する情報は一般的にはまだ少ないので，保護者のなかには不安な思いを抱えている方もいます．予約の電話を受けた際には，安心して来院してもらえるように，声の質や話す速さ，口調に十分気をつけながら，相談内容や紹介の有無を聞きます．

②初診

　全身や口腔内の状態，障害や疾病の有無などについて，院長が医療面接，健康調査票の確認，診査を行います．摂食指導は，歯科疾患があれば治療後から，なければ次回から行います．初回の摂食指導開始前に，歯科衛生士がその準備として，摂食に関するアンケートの記入方法（図3）や食事，食具などの持参してもらうものについて説明します．特に食事については，現在の食べ方の状況を把握するため，いつも食べているものを持参するよう伝えます．

　予約の混み具合にもよりますが，初診時から摂食指導開始までは平均して1〜1カ月半程度をみます．もちろん緊急を要する患者さんは，キャンセルが出たときに優先的に声をかけて，早めの受診を促しています．

③摂食指導（初回）

　はじめに，事前に記入してもらったアンケートについて，院長が保護者に一つひとつていねいに確認をします．その後，持参した食事を普段どおりに食べてもらい，その姿を観察します．ときにはヨーグルトやボーロ（口腔ですぐに溶ける安全な食材）を用いてフードテストを行います．小児の場合は特別な機材を用いた診査は難しいので，アンケートから得た情報と，食

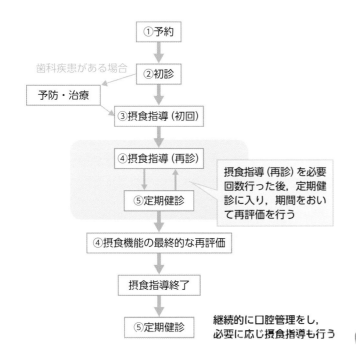

図? 当院の摂食指導の流れ

摂食に関するアンケート

このアンケートは、食べ方や食事に関して悩みや問題を抱えている患者さんの摂食機能診査の際に大変重要な参考資料となりますのでご記入ください。

[1] 現在の食べ方や食事についての悩みや問題についてできるだけ具体的に記載してください。
(1) _____
(2) _____
(3) _____
(4) _____
(5) _____

[2] 指導訓練を始めるにあたって食べ方や食事に対して、現在のご要望をお聞かせ下さい。
(1) _____
(2) _____
(3) _____

[3] 現在、お子さんの育児全般にあたって悩みや苦痛、負担になっていることは何ですか?
(1) _____
(2) _____
(3) _____

[4] 哺乳期と離乳期までについて　　出生時週数：_____週（一般に４０週）
1.妊娠時に何か問題がありましたか。…無・有（内容：_____）
2.出産時に何か問題がありましたか。…無・有（内容：_____）
　(1)人工呼吸器使用 …無・有（期間：_____日・週・ヶ月）
　(2)経鼻管栄養使用 …無・有（期間：_____日・週・ヶ月）
3.出産時の体重は_____g　身長は_____cm
4.授乳について
　(1)主たる栄養方法について。…a.母乳栄養　b.人工栄養　c.混合栄養　d.その他
　(2)授乳時の異常について。 …無・有（a.哺乳力微弱　b.チアノーゼ　c.むせ　d.鼻漏れ）
　(3)泣き方の異常について。 …無・有（a.泣き方微弱　b.チアノーゼ）
　(4)その他気づかれたこと。_____
4.離乳について
　(1)離乳開始時期について。 …_____ヶ月ころ
　(2)離乳完了時期について。 …_____ヶ月ころ
　(3)離乳時に気づかれたこと。_____

— 1 —

[5] 現在までの経過について
1.食べ方の問題について気づかれた時期は。 a.哺乳期から　b.離乳期から　c.____ヶ月・歳ころ
2.初めはどのような症状でしたか。_____
　_____
3.現在までどのような対応をされてきましたか。
　(1)家庭での対応について。_____
　(2)指導訓練を受けたことがある。
　　・受けた時期：_____ヶ月・歳ころから_____ヶ月・歳まで。
　　・受けた機関：_____病院・療育センター・施設
　　・受けた内容：_____
　(3)対応後はどのようになりましたか。_____
　　_____

[6] 現在の日常生活についてお尋ねします。
1.現在、食事以外の問題で日常生活で取り組んでいる課題はありますか。…無・有
　内容：_____
2.家庭生活での状況についてお尋ねします。
　(1)生活リズム　・睡眠 … a.規則的　b.時々不規則的　c.不規則的
　　　　　　　　・食事 … a.規則的　b.時々不規則的　c.不規則的
　　　　　　　　・排泄 … a.規則的　b.不規則的（　回／日・週、下痢・浣腸使用）
　(2)食事姿勢 … a.寝たきり　b.抱っこ　c.摂食いす　d.車椅子　e.いす　f.お座り
　(3)食事介助 … a.全介助　b.一部介助　c.自立
　　　　　　　　具体的な方法：_____
　(4)姿勢介助 … 無・有（a.姿勢補助　b.顎介助　c.口唇介助　d.その他_____）
　　　　　　　　具体的な方法：_____
　(5)食事時間 … 約_____分くらい
　(6)食器の改良 … 無・有（内容：_____）
3.学校、施設での生活状況についてお尋ねします。
　(1)学校施設名 …_____
　(2)生活状態 … a.よく慣れている　b.普通　c.時々行くのを嫌がる
　(3)食事形式 … a.給食　b.お弁当持参　c.仕出し弁当　d.その他（_____）
　(4)食事介助 … 無・有（a.全介助　b.一部介助　c.自立）
　(5)食事時間 … 約_____分くらい
　(6)食器の改良 … 無・有（内容：_____）

図3　初回の摂食指導時に使用するアンケート用紙
回答から食べ方や育児に関する保護者の悩み，患者さんの出生時からの様子や全身状態，情意・認知機能などがわかり，摂食指導において重要な資料となるため家で記入してきてもらう

べ方や介助の仕方などの食事風景（食べる姿）の外部観察から，院長が評価・診断を行います．その後診断結果と併せて，よい点と気になる点を具体的に保護者に伝えます．気になる点については正しく理解してもらうために，保護者にも患者さんと同じ食べ物を同じ食べ方で食べてもらうこともあります．さらに，患者さん・保護者を取り巻く環境なども考慮し，生活に取り入れやすい指導内容を決定し，その内容を院長から保護者にわかりやすく説明します．

指導の際には，同席している歯科衛生士が指導内容を「患者指導用紙」にまとめます（図4）．記載内容は読みやすいよう工夫し，専門用語をわかりやすく解説するよう心がけています．この指導用紙は，患者さん専用のファイルに入れて渡し，家に帰って食べさせ方に迷いや不安が生じたときに何度でも見てもらえるようにします．また，患者さんにかかわる学校の先生や療育関係者にも見てもらいます．患者さんを取り巻くさまざまな職種が情報を共有でき，摂食指導のかかわり方を統一することにも利用できます．保育園や学校の担任の先生，施設職員が摂食指導への同席を希望されることも多く，開業から現在までのべ425名が見学に訪れています（図5）．

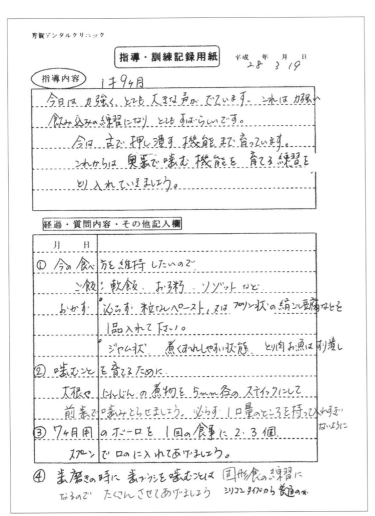

図4 歯科衛生士による患者指導用紙の記入例

保護者の精神面までサポートするためにも，指導項目だけではなく，わずかな変化や保護者のかかわり方など，観察されたよい部分を具体的にわかりやすく記載している

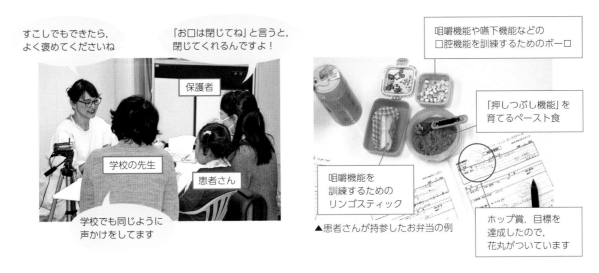

すこしでもできたら，よく褒めてくださいね

「お口は閉じてね」と言うと，閉じてくれるんですよ！

保護者

学校の先生

患者さん

学校でも同じように声かけをしてます

咀嚼機能や嚥下機能などの口腔機能を訓練するためのボーロ

「押しつぶし機能」を育てるペースト食

咀嚼機能を訓練するためのリンゴスティック

▲患者さんが持参したお弁当の例

ホップ賞．目標を達成したので，花丸がついています

図5 指導内容（院外における実践状況）を歯科衛生士が確認している様子

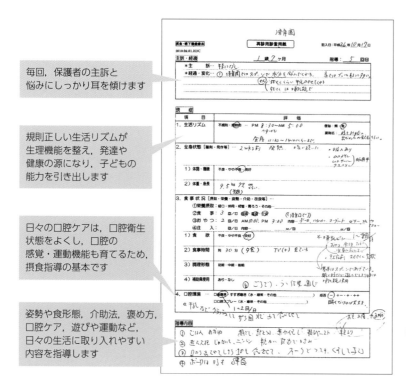

毎回，保護者の主訴と
悩みにしっかり耳を傾けます

規則正しい生活リズムが
生理機能を整え，発達や
健康の源になり，子どもの
能力を引き出します

日々の口腔ケアは，口腔衛生
状態をよくし，口腔の
感覚・運動機能も育てるため，
摂食指導の基本です

姿勢や食形態，介助法，褒め方，
口腔ケア，遊びや運動など，
日々の生活に取り入れやすい
内容を指導します

図6 摂食指導（再診）時に歯科衛生士が記入する用紙
主訴や経過，現症，指導内容を記入する

また，指導風景については保護者の了承のもとでビデオを撮り，食べ方の変化を記録していきます．患者さんに人見知りや場所見知り，こだわりなどがあって診療室での摂食指導中に食べない場合は，家や学校等で撮影した映像を持参してもらい，院長が評価・指導することもあります．なお，1回の摂食指導は，1人につき45分の時間を確保しています．

④摂食指導（再診）

前回の摂食指導から1カ月ほど期間をあけて予約をとります．再診時は，歯科衛生士が前回から受診当日までの体調や生活環境，食べ方の変化，生活リズム，保護者が気になることなどについて，保護者とコミュニケーションをとりながら詳細に問診をします（図6）．その後，食事風景から評価・診断を行い，指導内容を決定します．そのうえで，再度保護者の気になることや現在の食べ方の問題点などを院長からも確認

し，前回の指導内容を振り返りながら今回の指導内容を決め，説明します．また，再診時も同席している歯科衛生士が患者指導用紙に指導内容を記載し，最後に保護者とその内容の確認をします．

摂食指導は，保護者が現在の問題点と指導内容を正しく理解し，継続して実践できるようになるまで数回行います．その後，家庭や学校などで3～6カ月ほど取り組んでもらいます．

⑤定期健診

3～6カ月ほど家庭や学校で取り組んでもらった後，定期健診で口腔内や全身状態を確認し，診査を行い，再び摂食指導に入ります．発達期のお子さんたちは，身体はもちろん口腔内状態も変化します．齲蝕や永久歯への生え変わり，口腔内の清掃不良などがある場合には食べ方にも影響するので，継続的に口腔内の定期健診を行うことが重要です．また，歯科保健指導の時

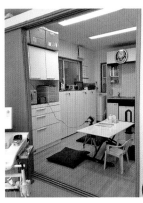
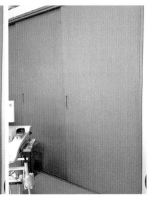

①摂食指導ルームには車椅子のまま入ることができ，引き戸で診療室と仕切ることで個室になる

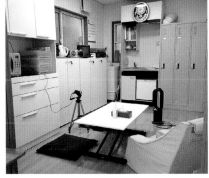
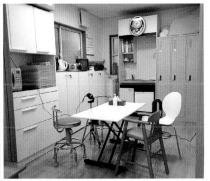

②テーブルの高さを自由に調節でき，クッションチェアや幼児椅子を用意している

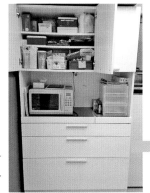

患者さんの指導風景が納められているブルーレイディスク

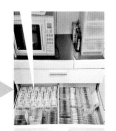

ここを開けると…

③棚には摂食指導に必要な食具や道具，食材などが入っており，引き出しのすべてにこれまでの摂食指導の記録媒体が保管されている

図7　摂食指導ルームの工夫

間も確保でき，摂食指導を含めた包括的な口腔管理が行えます．

　摂食指導を必要回数行った後は，再び定期健診に入ります．これを繰り返し，最終目標を達成すると"卒業"（摂食指導終了）になります（図2）．卒業までの期間は保護者やお子さんの状況によりさまざまで，数年から十数年の期間とのかかわりが必要です．

　当院では目標達成ごとに「ホップ賞→ステップ賞→ジャンプ賞→達成賞（＝卒業）」と段階的に賞を設定し，患者さんの成長を保護者といっしょに喜びながら摂食指導を行っています（図5）．また卒業してもライフステージの変化などで必要があれば，摂食指導を再開します．

Ch. 4

診療室の工夫

歯科衛生士は，摂食指導の時間の前に「摂食指導ルーム」の準備をします．当院にはユニットが2台と，スタッフルームを兼ねた摂食指導ルームがあり，診療室と摂食指導ルームは引き戸で仕切ることができます（図7-①）．摂食指導ルームには高さを調整すること

で座卓にも腰高にもなるテーブル，クッションチェアや幼児椅子などを用意していますが（図7-②），家で使用している椅子を持参される方もいます．このほかにも電子レンジや電子ポット，デモ用の食材なども準備しています（図7-③）．

歯科衛生士が摂食指導の際にもつべき視点とは

実際の摂食指導場面では，歯科衛生士が摂食指導ルームなどの指導環境を整備したり，問診の際に患者さんや保護者の悩みを引き出したり，指導内容の確認を行ったりと役割が多く，習得すべき必要な知識も多岐にわたります（表）．

一番大切なことは，患者さんの成長・発達において中心的な役割を果たす保護者への理解と支援の姿勢をもち，目標や指導内容を共有したうえで，長期的・継続的にシームレスなかかわりをもつことです．そのためには，保護者らが抱えている家庭や地域社会での問題点や悩みにも目を向け，共感し，共育的な態度で臨むことが大切です．核家族化した現代では，障害児ばかりでなく，定型発達児の保護者でも育児の不安を抱えていたりするため，保護者の考え方やライフスタイルなどを把握することが重要です．

また，診療所に来院した患者さんの食べ方の問題点

に，歯科衛生士がみずから「気づく」視点をもつことも大切です．たとえば，開咬や舌突出を認めたときに「習癖だけでなく，食べ方にも問題があるのでは？」と気づく視点です．またその要因が，子どもの発達段階や親子関係，生活環境などにある可能性も考えて接することが必要です．

このような，さまざまな情報や考えなどを保護者から聞き出し，患者さん側と正しい知識と情報を共有するためにも歯科衛生士のコミュニケーション力は非常に重要です．私たちは，これらのことをしっかり理解し，診療に携わるように心がけています．そして今後，診療室で歯科衛生士から患者さんへアプローチする際に用いる情報に「食べ方を含む口腔機能」の知識と視点が加わることは，多くの患者さんのQOLの向上につながると信じています．

表 摂食指導を行う際に，歯科衛生士に必要な知識と役割

1) 摂食嚥下機能の獲得段階の理解
2) 摂食5期（摂食・嚥下運動の分類）の理解[4]
3) 全身の発達段階の理解
4) さまざまな食形態や食介助を理解・実践できる
5) さまざまな話を聞き出し，伝えられるコミュニケーション力
6) 摂食指導の具体的指導方法の理解・実践ができる
7) 摂食指導ルームの事前準備
8) 摂食指導ルームの衛生管理
9) 記録媒体の管理（図7-③）

②高齢者の口腔機能への取り組み
～口腔機能の評価から実際の訓練まで

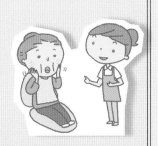

北海道帯広市・つがやす歯科医院
髙橋若菜（歯科衛生士），栂安秀樹（歯科医師）

　当院では，地域密着型の歯科医院として，小児から高齢者まですべてのライフステージに合わせた診療を行っています．診療室にみずから来院される患者さんはもちろんのこと，市から委託を受けた地域包括支援センターから紹介された口腔機能の低下が疑われる患者さんに対して，歯科治療だけではなく口腔機能へのアプローチをも行い，患者さんの状態によっては摂食機能向上のための口腔機能訓練（摂食機能療法）へ移行できるシステムを有しています．

Ch. 4

Case

Tさん，80歳，女性，主婦（夫を介護している）

初診日：2013年8月
口腔機能へのアプローチ期間：2013年8月～11月
現病歴：脂質異常症，狭心症
服用薬：

・フェキソフェナジン塩酸塩／錠60mg「KN」（抗アレルギー薬）
・アトルバスタチン錠5mg「トーワ」（高コレステロール血症治療薬，副作用：口渇）
・フラビタン錠（補酵素型ビタミンB2製剤）
・アデホスコーワ腸溶錠（代謝賦活薬）
・プロマックD錠（胃潰瘍治療薬）
・ムコスタ錠（胃炎・胃潰瘍治療薬）
・ゼンアスピリン錠（抗血小板薬）
・ブロチゾラム0.25mg「オーハラ」（睡眠導入薬，副作用：口渇）

口腔内所見：上下顎とも無歯顎，総義歯

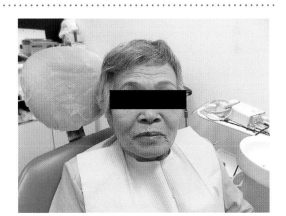

図1 初診時の顔貌

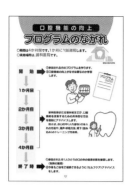

①口腔機能向上支援　4回コース（4カ月間）
＋下顎総義歯製作

↓

②1週間に1度の摂食機能療法（1カ月間集中）

↓

③改善後
→3カ月に1度の経過観察

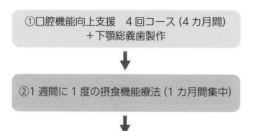

図2 当院で行った口腔機能へのアプローチ

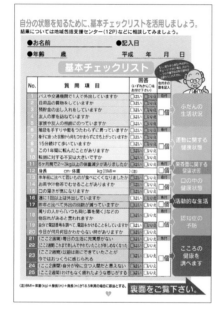

図3 基本チェックリスト（厚生労働省）
図は帯広市保健福祉部健康推進課による
「介護予防事業のご案内」より転載

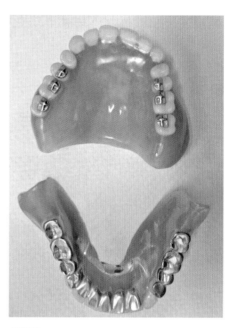

図4 装着されていた義歯
修理を繰り返したことにより，適合状態が
悪く，顎堤に対する位置も不適切であり，
汚れが溜まりやすくなっている

来院のきっかけ

患者・Tさんは，地域包括支援センターからの紹介で，口腔機能の向上のための支援を目的に来院されました（図1，2）．介護予防を目的に厚生労働省が作成している「基本チェックリスト」の回答内容のうち，「半年前に比べて固いものが食べにくくなりましたか」「お茶や汁物等でむせることがありますか」「口の渇きが気になりますか」の3つに「はい」のチェックがついていました（図3）．

地域包括支援センターで作成された利用者基本情報とチェックリストを元にくわしく話を聞くと，以前より食べ物が飲み込みにくく，最近は水分によるむせがあり，悪化しているように感じるとのこと．また，歯肉が腫れる，舌のつけ根がピリピリする，口が乾く，噛むときに力が入らない，味が感じにくい，疲れたときに右側口唇から水分がこぼれる，食べた後の満足感が少ないなどの症状もありました．さらに，かなり昔に作った下顎総義歯は緩くなり，新しくしたいと話されました（図4）．

歯科医師・歯科衛生士による事前アセスメント

　ここからは，Tさんの実例をとおして，当院で行っている口腔機能へのアプローチの流れを説明します．まず，地域包括支援センターで作成された利用者基本情報および基本チェックリストをもとに，歯科医師または歯科衛生士がオーラル・ディアドコキネシス (図6) などを用いて事前アセスメントを行い，口腔機能

の向上および生活機能拡大のための目標を把握します (図5)．Tさんにアセスメントを行ったところ，「固いものが食べにくい」「ときどき水分でむせる」「口の渇きが気になる」との訴えがありました．また，舌苔の付着や義歯のぬめりがあり，衛生面の改善も必要だと考えられました．

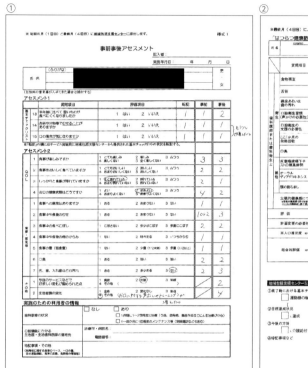

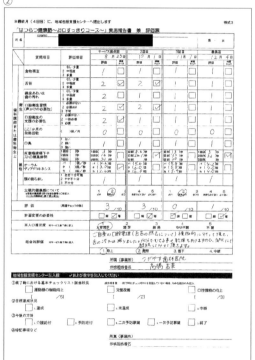

図5 口腔機能へのアプローチを行う前後の問診結果 (①) と口腔機能訓練の実施結果 (②)
①の「事前」欄 (□)，②の「サービス提供前」欄 (□) に事前の口腔機能の評価を記入し，患者さんの口腔機能の向上および生活機能拡大のための目標を把握する

個別の口腔機能向上計画の立案と決定

　次に，事前アセスメントの結果を踏まえ，摂食嚥下機能と口腔清掃の自立支援を柱に，患者さんに適した効果的なプログラムの内容，実施期間・回数などを記載した個別の口腔機能向上計画を策定します (図7)．ここで大事なポイントは，自宅で実施できる，個人に合わせたセルフケアプログラムを盛り込むことです．

　Tさんに日常生活の一部として無理なく訓練を続けていただくため，わかりやすさに重点を置いて目標 (「わたしのゴール」，図7) を立てました．このとき，歯科衛生士は，個別の口腔機能向上計画の内容，スケジュール，効果，リスク等を説明し，同意を得たうえで，支援の内容を決定しなければなりません．

Ch.
4

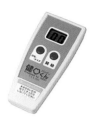

図6 オーラル・ディアドコキネシス

「パタカ」の発音回数を自動でカウントする測定器．アセスメント時に本体内蔵のマイクを対象者に向け，開始スイッチを押して測定する（健口くん／日本歯科商社）

図7 個別の口腔機能向上計画

診療室における口腔機能訓練の実際（表）

①1カ月目

　プログラム開始1カ月目は，口腔衛生を中心とした取り組みを行いました．口腔内は，舌に溝が入っており，舌苔が黄色く付着し，口腔乾燥が認められます（図8）．口腔清掃の状態について伺うと，「入れ歯を外してうがいだけをしている」ということで，義歯ブラシを用いて，入れ歯のぬめりをしっかりと落とすこ

と，また保湿ジェルを舌に塗布し，汚れを取りやすくすることを伝えました．口腔乾燥の予防には，保湿剤を義歯の内面にも塗布してから装着することを勧めました（図9）．

　また，患者さんが自宅で取り組めるよう，診療室で唾液腺マッサージを練習し，実施している様子を写真に撮影して，ワンポイントアドバイスを記入してお渡ししました（図10）．

表 当院で行った口腔機能向上プログラムの流れ，実施内容

1カ月目	下顎総義歯の製作，唾液腺マッサージ，パタカラ発声，保湿剤の使用
2カ月目	深呼吸，口の開け閉め体操（図11），口唇ストレッチの実施（図12）・指導，舌ブラシの動かし方確認
3カ月目	口腔体操の実施指導，唾液腺マッサージの復習
4カ月目	舌の訓練，ぶくぶくうがいの強化，訓練の確認

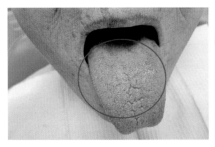
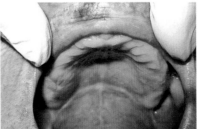
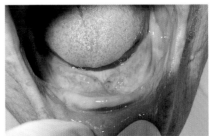

図8 プログラム開始時の口腔の状態
舌苔が黄色く付着し，口腔乾燥が認められる

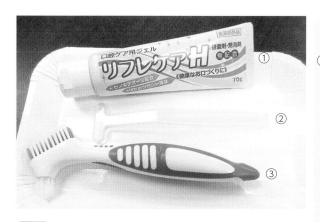

①リフレケアH（イーエヌ大塚製薬），②タンクリーナー（FEED），③義歯ブラシ（Ciメディカル）

唾液腺マッサージ

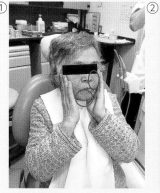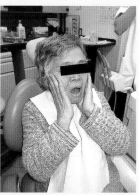

Point！　①お口を閉じながらマッサージ
②お口を開けながらマッサージ
※親指で舌の下を押すことがポイントです！

図10　患者さんにお渡しする唾液腺マッサージの説明資料
実際の患者さんの様子を撮影し，アドバイスを加えて渡す

②2カ月目

　Tさんから「保湿剤を朝と寝る前につけるようになり，2週間ほどで慣れてきた」「米粒は残りやすいが，以前より口が潤って食事中の飲み込みが楽になってきた」「入浴時に唾液腺マッサージ行い，舌の下あたりから一番唾液が出ると気がついた」「水分を摂ると喉の右側からむせる」と報告がありました．ここで図5-②をもとに再び評価を行い，2回目の欄（▢）に記入します．このように，実施ごとに評価を行うことが大切です．

　評価の結果，義歯の洗浄方法は問題がなくなりましたが，黄色い舌苔が中程度付着し，嚥下機能に問題が残っていました．保湿ジェルや舌ブラシの動かし方がわからないのか，もしくは舌の力が弱く，発声時や食事中に口蓋に触れる舌の力が弱いことが考えられます．そこで，鏡を見ながら舌ブラシの動かし方を確認し，深呼吸で鼻から息を吸い，ふーっと口元を意識して長くゆっくり吐き切ることを伝えました．また，「口の開け閉め体操（図11）」と「口唇のストレッチ（図12）」を紹介し，同じくTさんが行っているところを

写真に撮りお渡ししました．

　さらに，食べ物や水分が口からこぼれないよう，"いー"と奥歯が見えるくらい大げさに横に広げ，その後，"うー"と口唇を突き出して口輪筋を刺激する「いーうー体操」も指導しました．この体操では嚥下訓練もかねて，「唾液が出たら飲み込む」こともポイントです．

③3カ月目

　再度評価を行ったところ，舌苔の付着が少量になり，セルフケアの確立が確認されました．しかし，反復唾液嚥下テスト（RSST，p.65参照）は30秒間で2回と，嚥下機能の低下が見受けられます．そこで，2カ月目でお伝えした「唾液が出たら飲み込む」ポイントを再度確認し，水分を摂取した後やうがいの後のむせ予防に「空咳」を取り入れるよう説明しました．また，口の開け閉め体操などを入浴時の体操に追加していただくようにしたところ，Tさんからは「唾液腺マッサージとお口の体操を行うことで喉の緊張がとれて，喉が引き締まる感じが前より減った」とお話がありました．

口の開け閉め体操

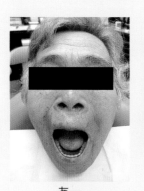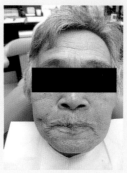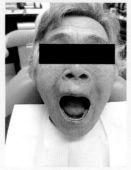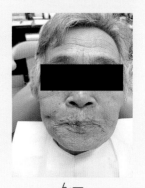

あー　　　　　んー　　　　　あー　　　　　んー

Point!
①ゆっくりとお口を開けて「あー」
②しっかりとお口を閉じて「んー」
③奥歯で噛み，口の両端に力を入れます
※「あーんー」を繰り返します

図11 口の開け閉め体操

口唇のストレッチ

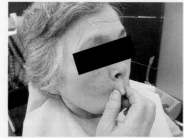
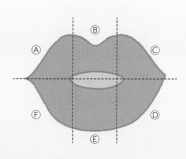

① 唇をつまんでぱっと離す
　（右図のⒶ〜Ⓕの6カ所）

② 唇を伸ばす
　（唇をしっかりと閉じて中央に向かって伸ばす）

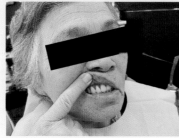
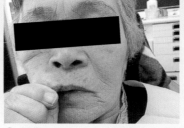

③ ②と反対方向に伸ばす
　（中央から上に向けて伸ばす）

④ 親指を口に入れて裏側から膨らませる
　（あめ玉が唇の内側に入っているようなイメージで）

図12 口唇のストレッチ

④4カ月目

　義歯を入れた状態で口唇閉鎖を意識しながら，義歯の外側をぐるっと舐めて舌を一周させる「ベロ回し体操」を実施し，鼻と口の呼吸の切り替えを意識してぶくぶくうがいを長めに行うように伝えました．

　口腔機能訓練のプログラムは今回で最後になるため，図5-①の事後アセスメント（□）を行います．事前，事後のアセスメントをもとに振り返ると，「以前と比べて口のケアや体操への関心が高まった」「唾液が出るようになり会話しやすく，楽しくなった」というプラスの評価がある一方，「口の乾燥は改善してきたが，舌のピリピリ感や疲れた際の歯ぐきの違和感が気になる」「食事中や水分摂取時にときどきむせがあり，のどが細くなっている気がする」と不安な声もあり，RSSTは平均2回のままでした．

　そこで，今後はさらに専門的な口腔機能の評価と訓練を歯科医師と歯科衛生士で連携し，集中的に行うことになりました．

より専門的な口腔機能の評価と訓練の実施

　Tさんには1カ月間，1週間に1度のペースで来院していただき，さらなる口腔機能へのアプローチを行いました．まずは，水飲みテストにより口腔機能を評価します．

> ・30mLシリンジで水分保持可能．嚥下あり，むせなし，嗄声なし
> ・50mLシリンジで嚥下あり，むせあり，嗄声あり

　上記の結果から，嚥下時のむせが認められたため歯科医師と相談し，いままでの訓練を継続したうえで，さらに訓練を追加することにしました．むせに対しては水分の多いものの嚥下時には顔を右向きにして，すこし下を向き，飲み込むように意識するよう伝えました（図13）．また，深呼吸，首のストレッチ（特に頸部回旋を意識），手足の運動などの一連の訓練も指導しました．さらに，朝と晩にドライマウス用の刺激の少ない洗口剤と併用して，大きめのヘッドの軟毛の歯ブラシを用い，舌，口蓋，顎堤，頰粘膜の清掃やマッサージもかねて口腔ケアを行うように勧めました（図14）．

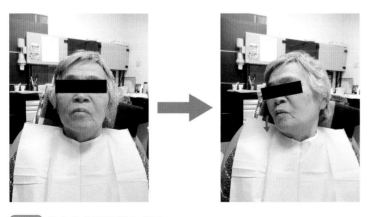

図13 横向き（頸部回旋）嚥下
右側がむせやすいとのことだったため，水分が多いものの嚥下時には左側の喉に水分がいくよう，顔を右向きにし，すこし下を向いて飲み込むよう伝えた

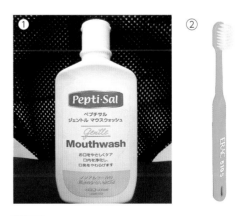

図14 ドライマウス用の洗口剤と軟毛の歯ブラシ
①ペプチサル（ティーアンドケー），②エラック510（ライオン歯科材）

Ch.
4

Tさんからは，「固いものや一口量が多いと飲み込みにくい」「毎晩入浴中に訓練することで，自分で対策できるようになり，唇のしびれもなくなってきた」という感想が聞かれるようになりました．水分摂取時にときどきむせるとのことだったので，食事時は少量ず

つよく噛んで，頭が後ろに下がらないように注意して食べることをアドバイスしました．また，「夫が軽い認知症になり介護を行っているが，拒否がありストレスを感じている．自分の口腔ケアがままならない」と悩みを聞かせてくれることもありました．

■ 口腔機能訓練を終えて

1カ月間の集中訓練が終わり，水飲みテストにてむせなし，嗄声なしと改善が認められました．また，RSSTは30秒間に3〜4回と改善しました．Tさんからは，「お口の体操や軟らかい歯ブラシでのケア，歯肉マッサージを毎日行い．洗口剤も使用してから唾液が出るようになった．歯肉の違和感が前より減った」とうれしい報告もいただきました．

口腔乾燥や舌のピリピリ感が軽減され，細々と話していた声が以前よりも力強くなり，お友達との電話が

楽しみになったとのことです．しかし，「味を感じにくい」という症状が残っていたため，口腔乾燥予防や多くの食材をバランスよく摂ること，特に亜鉛の摂取を勧めました．高齢ということもあり，その後も口腔機能の維持を目標として，自宅での訓練の継続をアドバイスしています．今後は3カ月に1度の定期健診と併せてRSSTや水飲みテストによる評価を行い，経過観察していく予定です．

■ まとめ〜高齢の患者さんへの口腔機能へのアプローチ

診療室に来る高齢の患者さんには，ご家族とお住まいの方や一人暮らしの方などいろいろな生活背景の方がいらっしゃいます．一人暮らしをしている認知症高齢者のご家族に「口腔のケアが疎かになっています．入れ歯を外していないかもしれません」と伝えると，「口の中まできちんとみていなかった．一人でできていると思っていた」などと驚く様子がみうけられます．このような高齢の患者さんでは，ご本人だけでなくご家族の方にも口腔ケアの重要性を伝え，口腔機能訓練をアドバイスする必要があると感じています．

高齢者の方に情報を伝えるときは，わかりやすく・

続けやすく・マンネリにならないような工夫が大切です．本稿で紹介したように，ご本人が実際に訓練を受けている様子を写真に撮りお渡しすることで，協力的に実践してくれる方が多くなりました．

診療室に来院できている高齢者であっても，口腔内の環境やうがいでむせている状態を観察することで，口腔機能の低下のサインや生活背景がみえてきます．寝たきりになり，誤嚥性肺炎に罹患する高齢者をすこしでも減らせるように，今後も患者さんの立場に立って，早めにアプローチをしていきたいと思っています．

付録

診療室で使える！患者さんへの説明用媒体

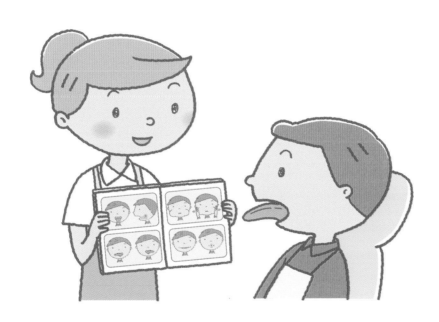

患者さんにそのまま見せるだけ！　本書で学んだことをいますぐ活かせるツールとして，診療室でぜひご活用ください.

※本章（p.120〜126）はコピーしてお使いいただけます

口腔のトレーニング

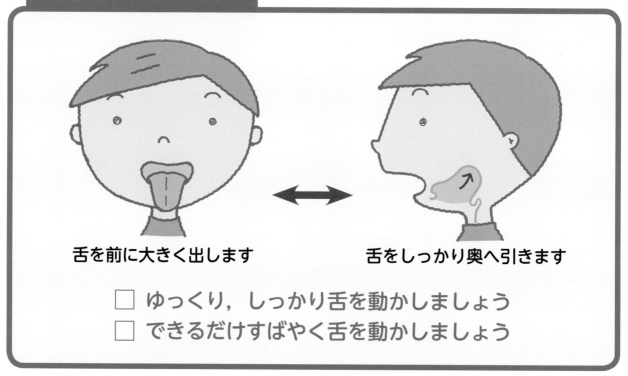

舌を前に大きく出します　　　　舌をしっかり奥へ引きます

- □ ゆっくり，しっかり舌を動かしましょう
- □ できるだけすばやく舌を動かしましょう

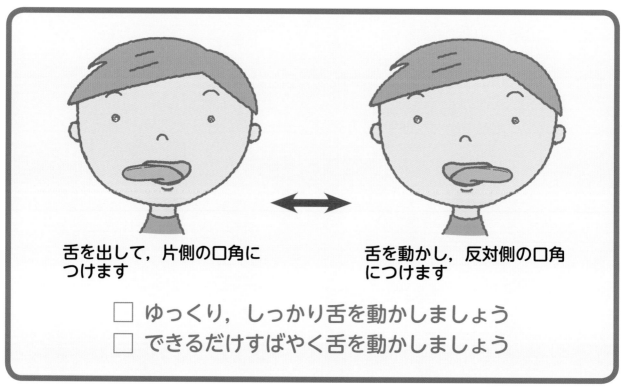

舌を出して，片側の口角に　　　舌を動かし，反対側の口角
つけます　　　　　　　　　　　につけます

- □ ゆっくり，しっかり舌を動かしましょう
- □ できるだけすばやく舌を動かしましょう

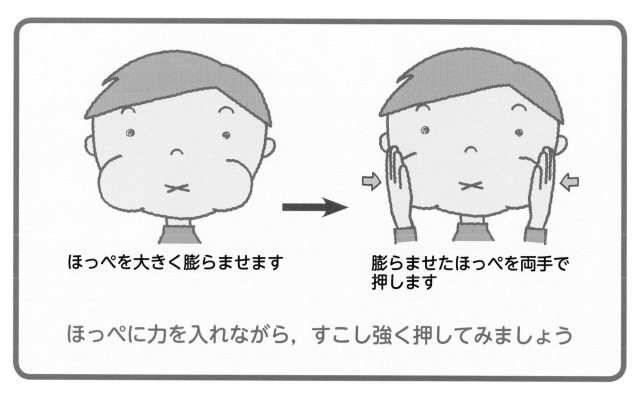

ほっぺを大きく膨らませます

膨らませたほっぺを両手で押します

ほっぺに力を入れながら，すこし強く押してみましょう

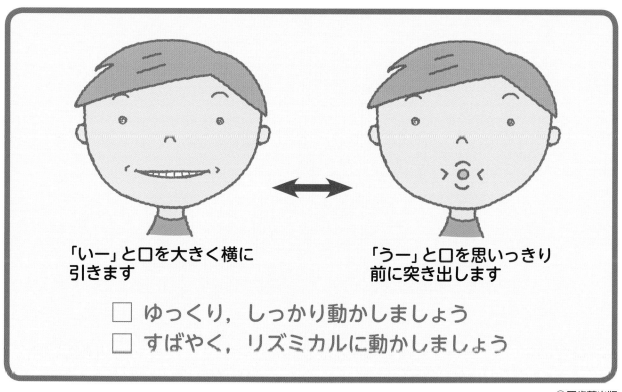

「いー」と口を大きく横に引きます

「うー」と口を思いっきり前に突き出します

□ ゆっくり，しっかり動かしましょう
□ すばやく，リズミカルに動かしましょう

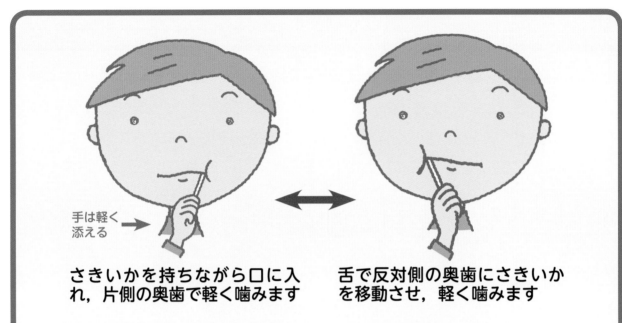

手は軽く
添える →

さきいかを持ちながら口に入れ，片側の奥歯で軽く噛みます

舌で反対側の奥歯にさきいかを移動させ，軽く噛みます

できるだけすばやく舌でさきいかを動かしましょう

嚥下のトレーニング

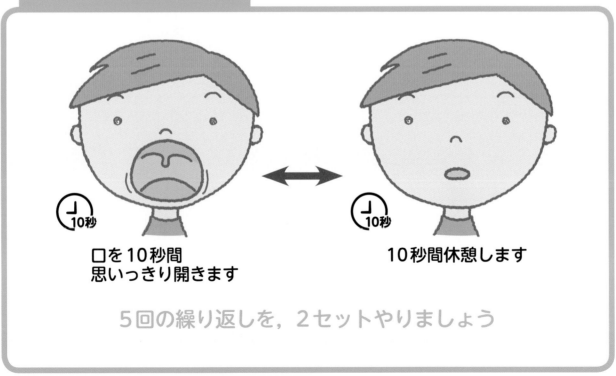

10秒

口を10秒間
思いっきり開きます

10秒

10秒間休憩します

5回の繰り返しを，2セットやりましょう

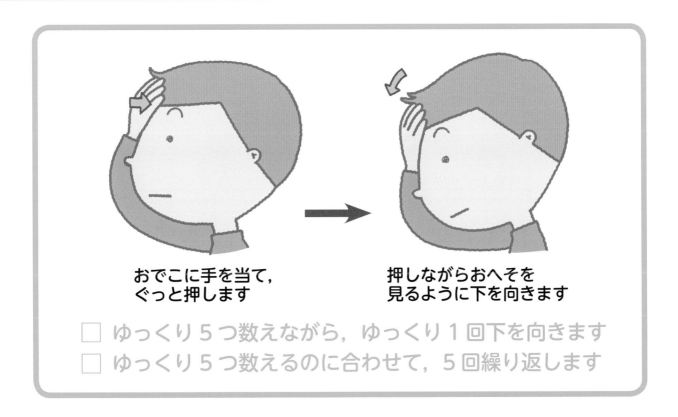

おでこに手を当て，
ぐっと押します

押しながらおへそを
見るように下を向きます

☐ ゆっくり5つ数えながら，ゆっくり1回下を向きます

☐ ゆっくり5つ数えるのに合わせて，5回繰り返します

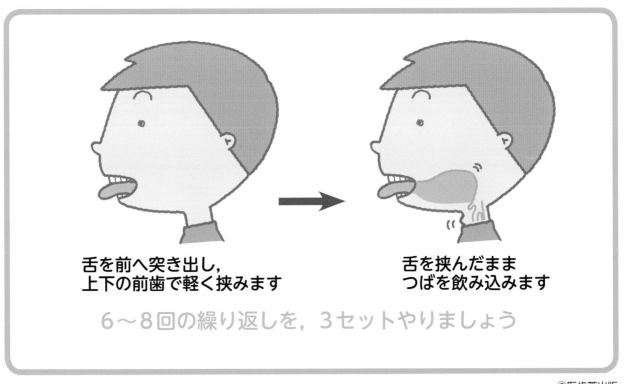

舌を前へ突き出し，
上下の前歯で軽く挟みます

舌を挟んだまま
つばを飲み込みます

6〜8回の繰り返しを，3セットやりましょう

子ども向けのトレーニング

表情が硬い，食べかすがたくさん落ちてしまう子どもへのトレーニング

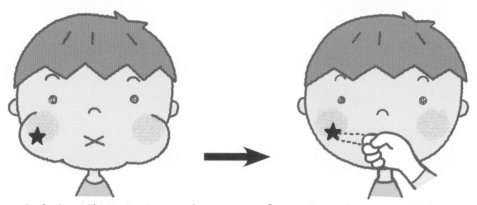

ほっぺを大きく膨らませて，山に
なるてっぺんをポイントにします

ポイントに向かって指を口の中に
入れ，外側に押して膨らませます

あめ玉が入っているくらいの膨らみをイメージしましょう

指を入れるとき，口角が引っ張られないように注意しましょう

歯ブラシが口に入るのを嫌がる子どもへのトレーニング

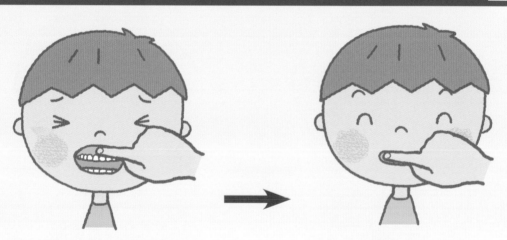

指の腹を歯ぐきに当てて，
振り払われないようにします

子どもが落ち着いたら，
ゆっくり離します

子どもがリラックスしているときに，頻繁に行いましょう

子ども向けのトレーニング

咀嚼のトレーニング

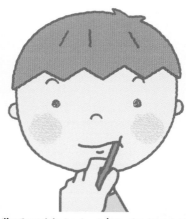

保護者が必ず手で持ちながらあたりめを口に入れ、
片側の奥歯で噛ませます（左右同様に噛ませます）

あたりめやドライフルーツなどの噛み切れない、
固い食べ物を使いましょう

鼻呼吸のトレーニング

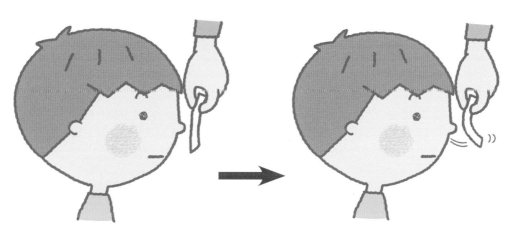

鼻の穴にティッシュの
切れ端をあてます

ティッシュが鼻息で
動くかどうかを確認します

お口は閉じた状態で行いましょう

子ども向けのトレーニング

食べるときに口が開いてしまう子どもへのトレーニング

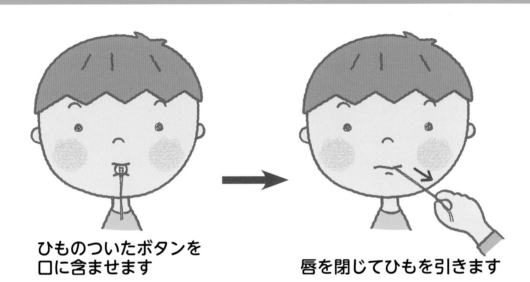

ひものついたボタンを
口に含ませます

唇を閉じてひもを引きます

歯でボタンを挟むのではなく，唇の力だけで抵抗させましょう

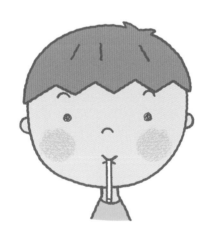

ストローを唇でくわえます

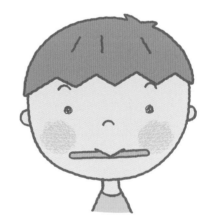

アイスの板などを唇で挟みます

歯で挟むのではなく，唇の力だけで保持させましょう

©医歯薬出版

参考文献

Introduction

1) Humphrey T : Some correlations between the appearance of human fetal reflexes and the development of the nervous system. *Prog. Brain Res*, **4** : 93-135, 1964.
2) 金子芳洋編著：食べる機能の障害. 医歯薬出版, 1987, 9〜10.
3) 田角　勝・向井美惠：小児の摂食嚥下リハビリテーション　第2版. 医歯薬出版, 2014.
4) 秋山弘子：長寿時代の科学と社会構造. 科学, **80**（1）：59〜64, 2010.

Chapter 1 わかる　子どもの口腔機能の発達

1) 金子芳洋編著：食べる機能の障害　その考え方とリハビリテーション. 医歯薬出版, 1987, 17.
2) 厚生労働省：授乳・離乳の支援ガイド. 2007.

Chapter 1 気づく　子どもが診療室に来院したら, ここをチェックしよう！

1) 金子芳洋：食べる機能の障害—その考え方とリハビリテーション. 医歯薬出版, 1987.
2) 向井美惠：お母さんの疑問にこたえる　乳幼児の食べる機能の気付きと支援. 医歯薬出版, 2013.
3) 向井美惠編著・杉村ふぶき・川崎葉子ほか著：食べる機能をうながす食事　摂食障害児のための献立, 調理, 介助. 医歯薬出版, 1994.
4) 公益社団法人日本歯科衛生士会監修・金子芳洋編集代表：歯科衛生士のための摂食・嚥下リハビリテーション. 医歯薬出版, 2011.
5) 植村愛子：食事における上肢の重要性 [小児の摂食嚥下リハビリテーション 第1版]. 医歯薬出版, 2006, 138〜142.

Chapter 1　対応する　①子どもの口腔習癖へのアドバイス

1) 小児科と小児歯科の保健検討委員会：日本小児歯科学会ホームページhttp://www.jspd.or.jp/contents/main/proposal/index03_05.html#pro05
2) 榎本惠美子, 川崎浩二, 林田秀明ほか：乳幼児における指しゃぶりの開始と習慣化にかかわる要因. 口腔衛生会誌, **57**（3）：176〜183, 2007.
3) 井上美津子：指しゃぶりとおしゃぶり [小児の口腔保健Update]. 小児科臨床, **61**（5）：945〜952, 2008.
4) 佐々木　洋：ゆびしゃぶりを止めないとどうなるの？ [口から育つこころと身体〜21世紀小児歯科のパラダイ

ムとミッション〜]. チャイルド ヘルス, **17**(12)：851〜854, 2014.
5) 尾本和彦著, 金子芳洋監修：第2節　健常児の摂食機能発達および関連基礎知識　第1章摂食・嚥下機能の発達 [障害児者の摂食・嚥下・呼吸リハビリテーションその意義と実践]. 医歯薬出版, 2005, 7.
6) Darnell MW : A proposed chronology of events for forward head posture. *J Craniomandibular Pract*, **1**(4)：49-54. 1983.

Chapter 1　対応する　③食べることの問題へのアドバイス

1) 水上美樹, 千木良あき子, 綾野理加ほか：乳幼児の口腔にかかわる健康調査—3歳児における食行動と齲蝕との関連—. 小児歯科学雑誌, **34**（3）：664〜672, 1996.
2) 日本歯科医学会重点研究委員会監修：子どもの食の問題に関する調査 報告書. 2015. http://www.jads.jp/activity/search/shokunomondai_report.pdf
3) 厚生労働省：平成17年度乳幼児栄養調査結果. 2006年. http://www.mhlw.go.jp/houdou/2006/06/h0629-1.html
4) 大須賀恵子：小学生の体型と生活習慣との関連性. 日本公衛誌, **60**：128〜137, 2013.
5) 福本敏, 山田亜矢：肥満と咀嚼〜小児歯科の立場から〜. チャイルドヘルス, **14**(12)：1779〜1782, 2011.
6) 金子芳洋, 菊谷　武監修：上手に食べるために一発達を理解した支援. 医歯薬出版, 2005.
7) 田村文誉：上手に食べるために2　摂食指導で出会った子どもたち. 医歯薬出版, 2009.

Chapter 1　対応する　④子どもの栄養と食事・食形態へのアドバイス

1) 中村丁次, 山本　茂編：管理栄養士技術ガイド. 文光堂, 東京, 2009.
2) 児玉浩子, 玉井　浩, 清水俊明：小児臨床栄養学. 診断と治療社, 東京, 2011.
3) 森川昭廣監修：標準小児科学第7版. 医学書院, 東京, 2009.
4) 厚生労働省：授乳・離乳の支援ガイド. 2007.
5) 平成23年度　厚生労働科学研究費補助金（成育疾患克服等次世代育成基盤研究事業）：乳幼児身体発育評価マニュアル「「乳幼児身体発育調査の統計学的解析とその手法及び利活用に関する研究」. 2012.
6) 高増哲也, 柴津草子：チームで実践!! 小児臨床栄養マ

ニュアル. 文光堂, 東京, 2012.

7) 厚生省：特別用途食品の表示許可について第5「乳児用調製粉乳たる表示の許可基準について」. 1973.

8) 厚生労働省：日本人の食事摂取基準 (2015年版). 2015.

9) アサヒグループ食品：妊娠～育児　楽しい食のおいしいサイト「わこちゃんカフェ」. http://community.wakodo.co.jp/community/

10) 文部科学省：学校保健統計調査 平成27年度. 2015.

Chapter 2　わかる　成人期以降 (高齢者) の口腔機能の変化

1) 才藤栄一, 向井美惠監修：摂食・嚥下リハビリテーション　第2版. 医歯薬出版, 2007.

2) 食品安全員会：商品による窒息事故に関するワーキンググループの検討経緯について. 2010. http://www.caa.go.jp/safety/pdf/100414kouhyou_3.pdf

Chapter 2　対応する　②高齢者の栄養と食事・食形態

1) 厚生労働省：栄養改善マニュアル (改訂版). 2009.

2) 厚生労働省：日本人の食事摂取基準 (2015年版). 2015.

3) 菊谷　武：「食べる」介護がまるごとわかる本. メディカ出版, 大阪, 2012.

4) 山田晴子, 菊谷　武：絵で見てわかる入れ歯のお悩み解決！. 女子栄養大学出版部, 東京, 2014.

5) 菊谷　武：認知症「食事の困った！」に答えます. 女子栄養大学出版部, 東京, 2015.

6) 日本摂食・嚥下リハビリテーション学会医療検討委員会：日本摂食・嚥下リハビリテーション学会嚥下調整食分類2013. 日摂食嚥下リハ会誌 17 (3)：255～267, 2013.

7) 株式会社フードケア：「スベラカーゼ」製品特徴. http://www.food-care.co.jp/products/sbk/index.html

8) ヘルシーフード株式会社：初めてとろみをつける方に～上手なとろみ調整食品の使い方～. http://www.healthy-food.co.jp/product/pdf/toromi.pdf

9) 尾関麻衣子, 中村育子：「コミュニティケア」第1特集. 2016, 21～26.

10) ネスレヘルスケアサイエンス：簡易栄養状態評価表Mini Nutritional AssessmentMNA. https://www.nestlehealthscience.jp/inform/documents/mna_japanese.pdf

Chapter 2　対応する　⑤「フレイル」と「サルコペニア」

1) 葛谷雅文：老年医学における Sarcopenia & Frailty の重要性. 日老医誌, 46 (4)：279～285, 2009.

2) Xue QL, Bandeen-Roche K, Varadhan R et al.：Initial manifestations of frailty criteria and the development of frailty phenotype in the Women's Health and Aging Study II. *J Gerontol A Biol Sci Med Sci.* 63 (9)：984-990, 2008.

3) 菊谷　武：高齢患者の有する摂食上の問題点と対応 (2) 咀嚼能力・意識の低下とその対応. 栄養―評価と治療, 21 (5)：451～456, 2004.

Chapter 4　①診療室で行う！　小児の口腔機能へのアドバイス

1) 芳賀　定：小児期　口腔機能の発達. DHstyle, 7 (10)：104～107, 2013.

2) 芳賀　定：安全・安心・楽しく・美味しい食事のために. 日本肢体不自由研究大会「障害の重い子どもの摂食指導資料」一部改変, 2015.

3) 芳賀　定：障害児の摂食嚥下をサポートする. デンタルハイジーン, 23 (7)：618～633, 2013.

4) 才藤栄一, 向井美惠監修：摂食・嚥下リハビリテーション　第2版. 医歯薬出版, 2010, 62～63.

さくいん

編著者・執筆者一覧

編著者

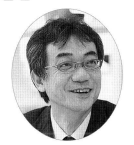

菊谷　武 Takeshi Kikutani
日本歯科大学 教授
日本歯科大学口腔リハビリテーション多摩クリニック 院長

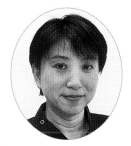

田村 文誉 Fumiyo Tamura
日本歯科大学 教授
日本歯科大学口腔リハビリテーション多摩クリニック
口腔リハビリテーション科 科長

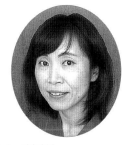

水上 美樹 Miki Mizukami
歯科衛生士
日本歯科大学口腔リハビリテーション多摩クリニック

執筆者 (執筆順)

町田 麗子 Reiko Machida
歯科医師
日本歯科大学附属病院 口腔リハビリテーション科

尾関 麻衣子 Maiko Ozeki
管理栄養士
日本歯科大学口腔リハビリテーション多摩クリニック

三輪 直子 Naoko Miwa
歯科衛生士
芳賀デンタルクリニック湘南
(神奈川県平塚市)

望月 かおり Kaori Mochizuki
歯科衛生士
芳賀デンタルクリニック湘南
(神奈川県平塚市)

芳賀 留美 Rumi Haga
歯科衛生士
芳賀デンタルクリニック湘南
(神奈川県平塚市)

芳賀　定 Sadamu Haga
歯科医師
芳賀デンタルクリニック湘南
(神奈川県平塚市)

髙橋 若菜 Wakana Takahashi
歯科衛生士
つがやす歯科医院(北海道帯広市)

栂安 秀樹 Hideki Tsugayasu
歯科医師
つがやす歯科医院(北海道帯広市)

*所属・肩書きは，別冊発行当時（2016年）のものです．

本書は『月刊デンタルハイジーン別冊 わかる・気づく・対応できる！
診療室からはじめる口腔機能へのアプローチ』（2016年発行）を底本に，
書籍として発行したものです．

月刊デンタルハイジーン別冊傑作選
わかる・気づく・対応できる！ 診療室からはじめる
口腔機能へのアプローチ　　　　　ISBN978-4-263-46329-1

2016年 4 月25日　　月刊デンタルハイジーン別冊発行
2022年12月20日　　月刊デンタルハイジーン別冊傑作選　第1版第1刷発行

編　著　菊　谷　　　武

　　　　田　村　文　誉

　　　　水　上　美　樹

発行者　白　石　泰　夫

発行所　医歯薬出版株式会社
〒113-8612　東京都文京区本駒込1-7-10
TEL.（03）5395-7636（編集）・7630（販売）
FAX.（03）5395-7639（編集）・7633（販売）
https://www.ishiyaku.co.jp/
郵便振替番号 00190-5-13816

乱丁，落丁の際はお取り替えいたします．　　　　　印刷・真興社／製本・榎本製本
© Ishiyaku Publishers, Inc., 2022.　Printed in Japan